CURIOSITES ET ANECDOTES

LA FLAGELLATION

JEAN DE VILLIOT

Curiosités et Anecdotes

SUR

LA FLAGELLATION

LA COUR MARTIALE DE MISS FANNY HAYWARD

Le Knout — La Flagellation en Russie
Après le Bal — Les Prisons en Sibérie — La Flagellation
Pénale — Les "Étrangleurs" et la Flagellation
La Flagellation en Orient
Les punitions dans l'Armée anglaise — Historique
du Bâton — La Flagellation dans l'Art
La Flagellation des Forçats en Australie etc., etc.

PARIS
LIBRAIRIE DES BIBLIOPHILES
XIII, Faubourg Montmartre, XIII
1900

Nous avons reçu au sujet de notre publication
" Etude sur la Flagellation" de nombreuses lettres,
émanant de correspondants dont quelques-uns n'ont
pas cru devoir signer. Nous le regrettons vivement; nous aurions été très heureux de leur
demander quelques renseignements complémentaires,
dignes d'intéresser le lecteur.

Entre autres correspondants, nous adressons
l'expression de notre sincère gratitude à la personne
qui a signé J. C. (Paris, 10 Juin 1899). Malheureusement, l'abondance des matières, nous empêche
d'intercaler tous les renseignements reçus dans le
présent volume. Mais nous nous réservons de les
citer dans un prochain ouvrage, qui paraîtra sous
peu, et traitant presque exclusivement de la
Flagellation des esclaves noirs, métis, mulâtres,
etc., en Amérique avant la déclaration de la
guerre de sécession.

Dans ce volume, de nombreux documents, en
partie inédits seront donnés sur la fustigation

de femmes blanches, tenancières de ce que l'on
appelait les stations souterraines, grâce auxquelles
ces femmes, très pieuses, permettaient aux esclaves
de s'évader.

Nous renvoyons le lecteur au volume, pour plus
amples renseignements.

*
* *

Un correspondant anonyme nous a écrit le
2 Mars dernier (¹), qui nous reproche d'avoir
assimilé certaines pratiques de la religion catholique à notre ouvrage.

Nous n'avons nullement cherché à attaquer
l'une ou l'autre des religions; nous nous sommes
bornés à présenter les faits tels que nous les
avons trouvés en d'antiques chroniques ou plus
récents documents, et nous regrettons que notre
correspondant ait vu une intention blessante et
déterminée envers la religion catholique.

L'EDITEUR.

(¹) Lettre écrite en encre bleue, et mise au bureau de
poste du boulevard Malesherbes, à Paris.

INTRODUCTION

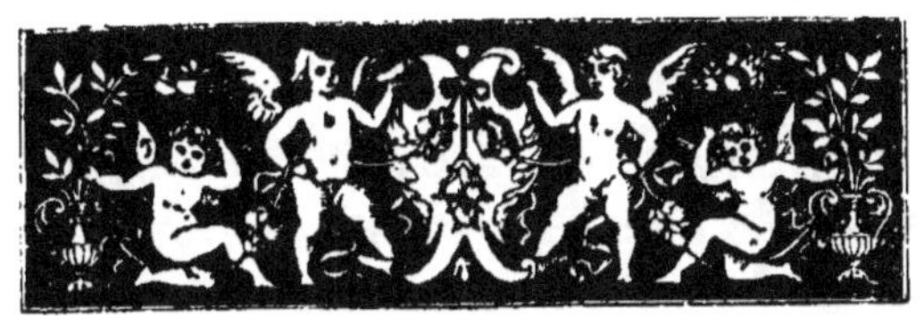

INTRODUCTION.

Les pages que l'on va lire ne sont pas écrites,
évidemment :

. . . . *pour les petites filles,*
Dont on coupe le pain en tartines. . . . .

" Les petites filles ! les petites filles ! Mon Dieu !
n'y a-t-il pas des écrivains qui se dévouent par
vocation ou par nécessité à composer des histo-
riettes sans dard et sans venin ? Est-ce qu'il n'y
a pas des auteurs pour enfants et même des
auteurs pour dames ?" (¹)

Donc ces pages sont seulement pour le philosophe. Il y trouvera matière à méditation, soit
qu'il considère, à propos de cet attrait qu'exerce
sur un si grand nombre d'hommes la peine du
fouet infligée à leurs semblables, combien il faut
peu de chose pour démuseler le fauve qui som-

______

(¹) Charles Asselineau.

meille au fond du cœur de tous; soit qu'il cherche à démêler par quelle aberration des sens cette même flagellation ranime la volupté aussi bien chez les bourreaux blasés que chez les victimes impuissantes.

L'aberration, en effet, est à son comble quand le plaisir n'est excité que par la vue de la douleur ou quand la douleur ressentie aboutit au plaisir. Ce dernier sentiment même, bien que diamétralement opposé au premier, témoigne lui aussi d'une perversion singulière. L'origine, toutefois, en est plus mystérieuse. Deux classes distinctes d'hommes recherchent en effet dans la douleur une excitation au plaisir: le mystique et le débauché. Mais le plaisir que chacun d'eux recherche est, en son essence, trop différent pour que la question ne soit pas par cela même éminemment complexe.

. . . . *La sainteté*
Ainsi que dans la pourpre un délicat se vautre
Dans les clous et le crin cherchant la volupté
et l'impuissant ou le blasé flagellant ses reins appauvris pour y ranimer une ardeur qui n'y fut jamais ou qui s'y éteignit par l'abus, demandent au même instrument de supplice des sensations totalement différentes.

Tous deux relèvent peut-être de la psychopathie mais chacun réclame une étude spéciale. Si le sadisme et le masochisme ont, sous des plumes expertes, vu leurs arcanes abominables savamment dévoilés, il reste un travail non moins intéressant à tenter sur le goût de la souffrance chez les mystiques de toutes races et de tous credos. Ce travail constituerait un chapitre et non l'un des moindres, d'un traité de *" l'Erotologie Mystique"*, traité qui reste à faire et qui devrait tenter la verve érudite d'un poète.

* * *

La flagellation considérée comme châtiment ou comme adjuvant de luxure, donnée ou soufferte, est évidemment un sujet capable d'attirer et de fixer l'attention.

Dans l'un et dans l'autre cas, elle doit sa vogue dont témoigne l'histoire des mœurs chez tous les peuples, à l'humiliation profonde endurée par le patient, humiliation d'où provient, quand elle joue le rôle d'un aphrodisiaque, la volupté du sadique humiliant et faisant souffrir et la volupté du masochiste humilié et savourant sa souffrance.

Donnée sur les épaules ou sur le dos, elle

ne peut exciter que cette sensation et c'est pourquoi la flagellation pénale est le plus souvent appliquée de cette façon, sauf dans la famille où les parents s'ils n'ont en but qu'une correction régulière et sans arrière pensée, l'appliquent sur les fesses de leur progéniture.

Elle l'est presque toujours de cette façon quand on l'applique ou qu'on la reçoit comme aphrodisiaque externe et c'est là incontestablement, un des rites les plus en faveur auprès des dévots de la Vénus Callipyge. La vue des trésors impudiquement étalés ajoute au plaisir de ce noir orgueil jouissant de la douleur du patient ou de la patiente et comme Vénus n'est pas la seule à posséder ces trésors, peut-être faut-il voir dans ce fait l'explication de l'appétit malsain des fessées sur la chair nue que bien des pédagogues ressentent maladivement.

Il n'est pas besoin d'insister sur l'humiliation que ressent le patient sous les cuisants baisers des verges ou du fouet. Cette torture était celle que les Romains infligeaient à leurs esclaves et, comme pour abaisser jusqu'à ce degré, — le dernier pour eux — ils l'infligeaient également

aux Vestales qui, dans leur veille sacrée devant
le feu de Vesta l'avaient laissé s'éteindre. Cela
ne le rallumait pas. Il n'en est pas de même,
parait-il de ce feu que des Vestales à rebours
savent raviver dans les reins flagellés de ces
vieux qui veulent redevenir jeunes ou de ces
jeunes qui sont déjà vieux.

* * *

Disons de suite que les très authentiques
histoires que contient le présent ouvrage paraî-
tront inventées. Ces officiers se réunissant pour
une cour martiale de fantaisie, condamnant une
jeune et jolie femme à recevoir le fouet des
mains d'un des leurs ; ces trois associés, pour
une cause à peu-près analogue : un vol commis
dans leur magasin, se faisant eux-mêmes les
accusateurs, les juges et les exécuteurs de la
sentence, tout cela pourra paraître inventé pour
faire un livre avec des récits imaginaires. Or,
nous le disons au début de " *Fanny Hayward* "
les noms de personnes et de lieux seuls ont été
changés. Les faits sont trop récents pour que
les personnes qui furent les héros de telles aventures ne puissent s'y reconnaître, si toutefois ce

livre vient jusque sous leurs yeux. Cela d'ailleurs ajoute, on ne pourra le nier, un piquant
tout particulier au récit.

Quel ne serait point en effet l'émoi du public
si les feuilles nous apprenaient un beau jour
que les directeurs d'un de ces grands caravan-
sérails de la Mode où nos élégantes trouvent, à
souhait, tout ce qui convient à la parure de
leur sexe, ont fait arrêter, par leurs employés
une kleptomane du meilleur monde et que celle-
ci a reçu de leurs mains directoriales, une magistrale fessée. Nous ne pouvons dire si ces
négociants notables trouveront que le remède
ainsi découvert par leurs confrères de Londres
est susceptible d'être employé. Ce que nous pouvons en tous cas leur certifier, c'est qu'il est
sinon de très bon goût, du moins très efficace.

La démangeaison que cause à leurs doigts
aristocratiques la vue des mille petits riens
exposés dans les rayons tentateurs, mise en
parallèle avec celle autrement irrésistible mais
nullement agréable que leur donnerait ailleurs
le petit supplice dont il s'agit, paraîtrait aux
élégantes voleuses avoir des suites nullement en
rapport avec le fugitif plaisir qu'elles y auraient
goûté et.... elles y renonceraient. A Dieu ne

plaise que nous voulions donner des conseils aux aimables commercants dont il s'agit !

Il serait d'ailleurs malséant d'insister. Dans l'histoire dont il est question, il s'agit bien moins en effet de la *propriété* offensée que de ce secret penchant dont nous avons parlé plus haut et qui donne à ce genre de châtiment infligé à une femme l'attrait pour celui qui l'applique d'un puissant aphrodisiaque.

Et c'est bien pour cela que le présent livre est "moral". Les simples récits qu'il contient sont autant de procès verbaux écrits sans passion et sans colère, sans insinuations perverses.

" La Flagellation, écrivait dans la préface l'anonyme érudit auquel nous devons la plus magistrale étude, la seule parue jusqu'à ce jour en Français sur ce sujet : *La Flagellation à travers les âges* (¹), la Flagellation, dont l'origine remonte aux époques les plus éloignées, est un de ces thêmes que l'on s'est plu à classer dans la catégorie des *questions délicates* que l'on ne doit aborder qu'avec la plus extrême réserve. Des auteurs se sont

---

(¹) *Etude sur la Flagellation à travers les âges*, aux points de vue historique, médical, domestique et conjugal. Paris (Carrington) 1898; 1 vol. in 8º.

complus dans des dissertations quelque peu liber-
tines où leur imagination a joué certainement
le plus beau rôle, et un rôle démoralisateur
Notre but n'est pas d'imprimer aux idées de
nos lecteurs une direction bien déterminée dans
un sens ou dans un autre ; de porter aux nues,
grâce à une surexcitation pernicieuse des sens
cette antique institution qui. de nos jours, quoi
qu'on en dise, n'en subsiste pas moins sous une
forme identique au fond mais modifiée dans les
détails de son exécution ...... A nos lecteurs
d'en tirer la conclusion qui leur plaira ... Nous
croyons tout de même pouvoir émettre un avis
tout à fait personnel, qui peut se résumer en
quelques mots : La Flagellation n'est, en somme,
qu'un moyen comme un autre de provoquer une
surexcitation des sens que l'on a employé de
tous temps plutôt dans ce but réel que dans un
autre et qui a constitué, comme il le constitue
encore aujourd'hui, un moyen détourné de faire
naitre chez les *émoussés* des désirs et des jouissances qui doivent fatalement amener un assou-
vissement d'appétits charnels. Le fanatisme religieux, les pénitences antiques et tous les autres
prétextes qui ont servi de couverture à cette
pratique n'ont dû avoir cependant qu'un résultat

unique qu'il conviendrait plutôt de considérer
et d'analyser au point de vue médical.

Terminons ici en relevant à propos d'une
phrase extraite des lignes précédentes: " Cette
antique institution qui, de nos jours, quoiqu'on
en dise n'en subsiste pas moins sous une forme
identique au fond mais modifiée dans les détails
de son exécution", par l'exposé de quelques faits
récents. Ils sont rapportés dans un journal parisien
à propos d'une circulaire secrète adressée par
Guillaume II à tous ses professeurs pour les
inviter à ne pas *abuser* des châtiments corporels.
Nous soulignons à dessein le mot *abuser*. Il
a fallu sans doute que bien des excès fussent
commis pour qu'il soit décidé par le *Kaiser* que
seuls désormais le "fouet" ou la " baguette de
jonc" pourront être employés et cela dans des
circonstances et d'une façon nettement et
clairement indiquées. La circulaire entre dans
des détails qui montrent les plaies morales causées
par l'usage du fouet aussi bien chez ceux qui se
servent de cet instrument que chez ceux qui en
reçoivent les cuisantes caresses.

" La baguette de jonc ne sera pas laissée à la
libre disposition des professeurs. Le jonc officiel
sera conservé chez le directeur de l'école. C'est sur

la requête spéciale et motivée du professeur que le directeur la livrera.

“ Ne sont exemptés des châtiments corporels que les enfants faibles ou malades. Les châtiments ne sont jamais donnés en présence des élèves; ils le sont à la fin de la classe, à huis clos. On ferme les portes et le maître tape. Il n’y a que deux témoins: le directeur de l’école et un autre maître, qui sont tenus d’assister à l’aimable opération.

“ Quand la patiente est une petite fille, le règlement dit “ qu’il ne devra rien être fait qui puisse offenser sa pudeur.” “ Brutalité et sentimentalisme, fait observer un écrivain qui a eu ce règlement sous les yeux, respect de la dignité humaine et coups de bâton, quel étrange galimatias pédagogique!”

“ Le règlement a, d’ailleurs, tout prévu. C’est ainsi, par exemple, qu’il indique de quelle façon l’écolier sera frappé. Les seuls endroits “ *licitement fustigeables*” sont le dos et les mains; hors de ce domaine, l’instituteur n’a plus aucun droit. Le nombre des coups est de trois dans les cas ordinaires; il peut aller jusqu’à six dans les cas graves. Le degré de force de la correction n’est pas déterminé.”

Ici il y a une lacune. Elle n'existe pas dans le règlement des établissements pénitentiares. On y a tout prévu. Dans le "Manuel du Directeur de prison", publié par M. Krohn, on lit, en effet, au chapitre des peines disciplinaires: "La peine du fouet est appliquée dans les prisons de la façon suivante: le prisonnier est bouclé à un banc, pieds et poings liés, de façon à ce que les parties du corps destinées à être battues soient tendues; ensuite de quoi, on lui administre le nombre de coups auxquels il a été condamné; il faut que la peau éclate au cinquième coup; les coups suivants élargissent la plaie; chaque coup doit briser une planche de sapin d'un demi-centimètre, l'expérience ayant démontré que donné avec cette force, le coup, atteignant par hasard une autre partie du corps, n'occasionne pas d'accidents graves.

"En général le fouet dont on se sert a une longueur de cinquante centimètres et est fixé à un manche de un mètre. Il est plus gros à l'extrémité qu'au commencement. La grosseur varie suivant les provinces. Il n'y a guère qu'en Saxe que les dimensions soient fixées par la loi: le manche du fouet saxon a un mètre et les lanières quatre vingt-dix centimètres.

« Quant au nombre de coups, il est généralement fixé à vingt en Mecklembourg, à vingt-cinq en Oldenbourg, à trente en Saxe ; il monte jusqu'à quarante en Prusse. »

Nous avons cité textuellement les passages ci-dessus pour faire ressortir *l'actualité* de la question aux yeux de ceux qui ne voudraient voir dans notre étude qu'un appât pour une curiosité malsaine et ne lui accorder qu'un intérêt rétrospectif.

J. DE V.

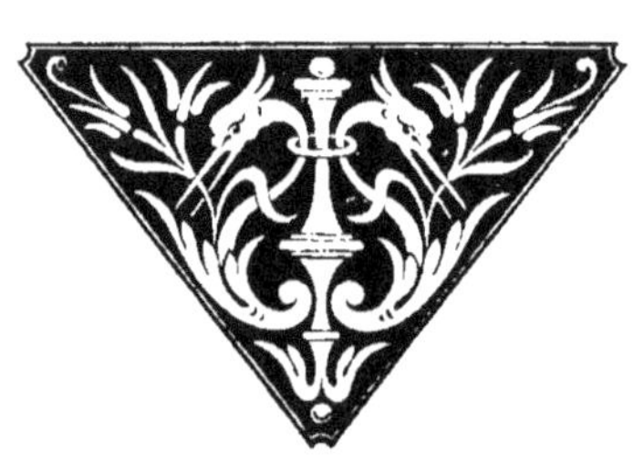

SUR LES INSTRUMENTS

DE

FLAGELLATION.

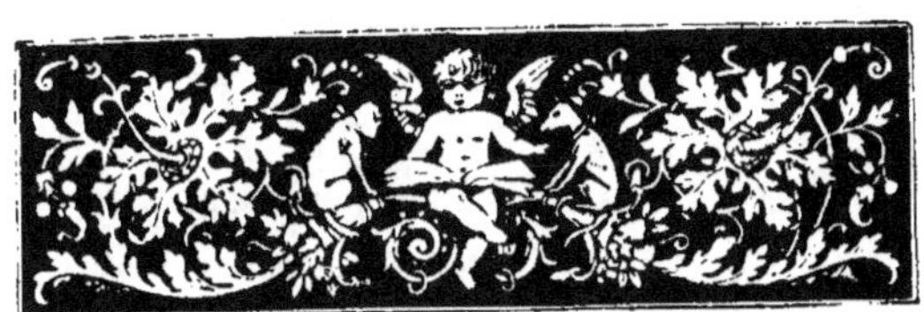

QUELQUES MOTS SUR LES
INSTRUMENTS DE FLAGELLATION.

Cette importante question : quel est l'instrument le plus convenable et le plus efficace pour la flagellation, a longtemps été controversée. Parmi l'immense variété de ceux qui ont été employés aux diverses époques de l'histoire, certains furent sans doute le produit d'une longue et savante étude, tandis que d'autres furent improvisés, suggérés par les circonstances et suivant le besoin du moment. Des maîtres en colère, incapables d'employer leurs mains comme instrument habituel de correction ont dû saisir soit leur chapeau, soit leur serviette, soit leur règle, n'importe quel objet leur tombant sous les mains. Parmi les saints, Dominique l'encuirassé se fouet-

tait, dit-on, avec des balais (des verges, probablement) ; St. Dominique le fondateur de l'ordre
des Frères Précheurs, se servait d'une chaîne
de fer ; Gaulbert d'une courroie de cuir avec
des nœuds ; d'autres, d'orties et de chardons.
On lit dans la légende dorée qu'un saint ne
possédant pas de discipline mais ne voulant pas
négliger pour cela sa pénitence, prenait le tison-
nier ou les pincettes ou tout autre objet qui se
trouvait devant ses yeux. Ste. Brigitte se flagellait avec un trousseau de clefs. Sancho, les
lecteurs de Don Quichotte le savent, conformément à la simplicité de son caractère, faisait
sa pénitence avec la paume de ses mains.

Aubrey nous apprend qu'en 1678 les gentilshommes anglais avaient l'habitude de porter un
immense éventail d'un demi-yard de long. Cet
éventail servait non seulement à les protéger
du soleil mais il était encore d'un usage domestique pour corriger leurs filles quand elles se
montraient rebelles et indisciplinées. Sir Thomas
More fouettait ses filles avec une verge faite
de plumes de paon. Des pécheuses de Newhaven
châtièrent une fois un gai Lothario avec des
peaux d'anguilles séchées et nous avons entendu
parler d'une dame qui fouettait sa domestique

avec un os de gigot. Des pantoufles ont souvent été employées dans ce but.

Les Romains qui portèrent l'art de la flagellation à un haut degré de perfection avaient un certain nombre d'instruments pour différents délits. Horace et Juvénal parlent, entre autres, de la *surtica*, de la *ferula* et des *flagellum*. La *surtica* était une courroie de cuir ou de parchemin ; la *ferula* une verge ou un bâton. Ces deux instruments s'employaient dans les écoles, et s'emploient encore plus ou moins modifiés. Le *flagellum* était un fouet ou une courroie de cuir, ou des cordes nattées et attachées à un manche de bois, ayant des nœuds et parfois de petits morceaux de fer ou de plomb. Des doutes existent quant à la forme de la *ferule* des temps anciens ; on ne sait si c'était une verge, une houssine ou une courroie. Il n'est pas aussi difficile de décrire sa forme actuelle. Dans les bas-reliefs sculptés des cathédrales du moyen-âge, figure souvent l'image d'un moine tenant une verge et s'apprêtant à fouetter le derrière d'un petit garçon. La férule aujourd'hui en usage est un instrument plus ingénieux ; on ne s'en sert pas pour frapper sur le derrière, mais sur les mains. C'est un bâton souvent percé d'un trou dans sa partie la plus épaisse ce qui fait immanquablement une ampoule sur la partie frappée. Il y a trente ans la spaterte (c'est le nom de la férule de ce genre) était encore en usage dans les écoles de Londres ; les écoliers l'avaient surnommée *Jonathan*.

La *férule* en usage à l'école de Howgill, il y y a quarante ans, était en bois et de la forme d'une raquette et les sceaux des écoles de grammaire de Tewkesbury et de Camberwell montrent un de ces instruments d'une grandeur formidable aux mains d'un maître. Il y eut dernièrement à Amsterdam une exposition d'objets appartenant ou ayant appartenu aux établissements scolaires. Parmi ces *reliques* figurait une *férule* et l'image d'un oiseau. Cet oiseau était mis dans les mains de l'écolier coupable qui devait le porter au maître ; c'était le signe qu'il avait à recevoir un certain nombre de claques sur la paume de la main. Dans la peinture de Gerard Dow qui se trouve au Fitz-William Museum à Cambridge et qui représente un maître d'école, celui-ci tient un instrument dans le genre de celui que nous venons de décrire. La férule en bois meurtrissait la main. Il en existait une autre qui faisait autant de mal mais ne meurtrissait pas. C'était une épaisse courroie de cuir d'environ dix pouces de long, au bout arrondi et d'une épaisseur de quatre à cinq pouces. L'autre extrémité était réduite à un pouce et demi d'épaisseur et rattachée à un manche de bois. On s'en servait également pour frapper sur la paume de la main. Les coups n'avaient pas de conséquences graves, mais causaient une douleur très cuisante. La férule écossaise ou *taws* (toes, taes, taws) n'était qu'une lanière de cuir dont l'extrémité se divisait en lanières et était durcie au feu. Parfois elle était adaptée à un manche en bois comme l'était celle en usage dans l'Ecole supérieure d'Edimbourg, mais sa forme la plus habituelle était une longue courroie dont on se servait à l'occasion pour frapper sur les fesses nues, mais principalement sur la main. Juvénal parle des écoliers romains garant leurs mains de la férule et les écoliers modernes cachent eux aussi bien des fois leurs mains sous le pan de leur habit pour atténuer les coups du *taws*. La verge (*virga*) ou bâton était un autre instrument de flagellation employé chez les Romains et semble avoir suggéré l'emploi de celle qui servit longtemps dans les grandes écoles publiques. Suivant l'opinion de Salomon que "la verge est pour le dos de celui qui est sans intelligence" et que le fouet est pour le cheval, la bride pour l'âne et la verge pour le dos du fou, la punition du fouet était en général infligée sur le derrière nu du coupable. Pour la commodité de l'exécuteur, le patient était placé sur un morceau de bois ou sur le dos d'un élève plus âgé (cette dernière opération s'appelait *horsing :* être à cheval, chevauchée). Cette coutume est très ancienne puisqu'une peinture découverte à Pompéi, aujourd'hui conservée au Musée Royal de Naples représente un jeune garçon maintenu sur le dos d'un de ses camarades et recevant le fouet. Le sceau de l'école de grammaire de Leith représente la punition par les verges comme on l'infligeait aux écoliers du temps d'Edouard VI. On y lit cette inscription, "Qui: Parcit: Virgâ: odit: fitivm:" Celui qui épargne la verge, hait son fils. Dans les écoles publiques, il y avait un fonctionnaire spécial pour les flagellations et cette coutume vient, elle aussi, des temps très anciens. St.-John dans ses "Mœurs & coutumes des Anciens Grecs" rapporte que dans la république spartiate "des fouetteurs officiels, comme dans nos grandes écoles, accompagnaient toujours les inspecteurs de l'instruction publique." En France, ce fouetteur d'école se nommait un *cuistre,* mot qui signifiait autrefois *cuisinier* et cette dérivation tire son origine de ce fait que dans les écoles de la noblesse, aussi bien que dans les écoles publiques, les cuisiniers passaient pour posséder une habileté spéciale pour la fonction de fouetteurs.

Suivant l'ancien Rituel romain, les personnes excommuniées, étaient réintingrées dans l'Eglise par une cérémonie qui consistait à fouetter leurs tombeaux. Quand on était résolu de réintégrer une personne morte dans la communion des saints, l'ordre était donné d'exhumer son corps et de fouetter sa tombe et pendant cette opération, le prêtre prononçait les paroles suivantes : "Par l'autorité que j'ai reçue, je te délie du lien de l'excommunication et te réintègre dans la communion des saints." De tels procédés sont à peu près aussi raisonnables que la flagellation d'une image de saint. Bien des légendes de saints montrent des juifs et des Païens comme ayant recourt à l'assistance des saints avec une plus grande confiance en leurs pouvoirs miraculeux que les Chrétiens eux-mêmes. St-Nicolas le patron de la Russie et des voleurs, était très favorisé en ce sens. Une légende dit qu'un juif qui avait été témoin des miracles de St-Nicolas, se procura une de ses images qu'il plaça dans sa maison. Quand il sortait, il lui confiait la garde de sa propriété en lui disant : "Nicolas, ici sont toutes mes marchandises ; je les laisse à votre garde et si vous ne veillez pas avec soin je me vengerai en vous flagellant de la bonne façon à mon retour." Un jour que le juif était absent, des voleurs survinrent ; ils prirent tout ce qu'ils purent emporter, ne laissant que la fameuse image. Quand le juif fut de retour et qu'il vit sa maison dévalisée, il s'adressa à l'image : "Maître Nicolas, lui dit-il, je vous ai mis dans ma maison pour la protéger des voleurs, pourquoi n'avez-vous par veillé ? Vous allez être puni sévèrement de votre négligence. Mes pertes seront vengées par la rossée que je vais vous administrer et je passerai ma rage sur vous." Il dit, prit l'image et la battit avec fureur avec des verges et un fouet. Mais il y eut ensuite une chose merveilleuse ; car le saint apparut aux voleurs, dans le lieu où ils avaient caché leur butin, ruisselant de sang, le corps meurtri et lacéré. Montrant ses blessures, il leur dit : "Pourquoi ai-je été si cruellement battu et pourquoi ai-je enduré tant de tortures pour votre compte ?

Voyez comme mon corps est déchiré et comme

mon sang ruisselle ! Allez et rendez tout ce que vous avez dérobé ou la colère du Dieu Tout Puissant vous poursuivra à tel point que votre crime sera connu de tout le monde et que vous serez tous perdus." Les voleurs demandèrent : "Qui êtes-vous donc pour parler ainsi ?" Et il répondit : "Je suis Nicolas, le serviteur du seigneur, que le juif a battu de cette façon cruelle à cause de votre vol." Epouvantés, les voleurs coururent à la maison du juif, virent comment il avait traité l'image, et lui rendirent tout son bien. Dans la suite, les voleurs rentrèrent dans le chemin de l'honnêteté et le juif se fit chrétien.

Pendant que nous parlons de légendes, citons encore cette tradition concernant la fête de Saint Luc (18 Octobre). A York ce jour s'appelait Whip-dog-day, (jour des chien fouettés) et ce nom venait d'une étrange coutume. Ce jour là, en effet, les écoliers fouettaient tous les chiens qu'ils rencontraient dans les rues. L'histoire dit qu'un prêtre célébrant la messe le jour de la fête de St. Luc dans une église d'York laissa malheureusement tomber l'hostie après la consécration : un chien qui se trouvait là bondit et l'avala. Cette profanation causa la mort de ce chien et une persécution commença qui dura longtemps, renouvelée tous les 18 Octobre, contre ses malheureux et innocents congénères.

LA COUR MARTIALE

DE MISS FANNY HAYWARD

(Adapté de l'Anglais).

*Les noms de personnes et de lieux ont
été changés dans le présent récit, mais
l'authenticité des faits qui y sont relatés
est formelle.*

COMMENT FANNY HAYWARD
FUT TRADUITE EN COUR MARTIALE.

En 1860, Shingleton, une ville située sur la côte sud d'Angleterre, fut désignée pour lieu de garnison d'un *Bataillon de Dépôt*. Ce bataillon était formé des deux compagnies de *Dépôt*, de cinq détachements de ligne différents qui tous avaient servi dans l'Inde. Un colonel le commandait, ayant sous les ordres deux Majors et un Adjudant. Ces quatre officiers faisaient partie de l'état-major et n'appartenaient à aucun des régiments dont les compagnies de dépôt formaient le dit bataillon.

La plus grande partie du corps des officiers était composée de jeunes enseignes, de 17 à 20 ans, envoyés aux Dépôts de leurs régiments, suivant la coutume, pour apprendre l'exercice, avant de rejoindre leurs détachements et de servir à bord des croisières qui les mènent, par le cap, rejoindre leurs compagnies dans l'Inde.

Le Colonel, les deux Majors, l'Adjudant et presque tous les Capitaines commandant les compagnies étaient mariés et vivaient avec leur famille en dehors de la caserne; il n'y avait donc, à proprement parler, aucune surveillance de la conduite des jeunes officiers pendant la nuit; ceux-ci en usaient donc suivant leur bon plaisir. Chacun d'eux donnait tour à tour dans sa chambre un grog-fight; ils jouaient, se livraient à mille plaisanteries, donnaient à souper à "d'aimables" dames de la ville — bien qu'il y eut défense expresse d'introduire des femmes dans la caserne — ils menaient, en un mot, une vie qui eut fort étonné leurs supérieurs si ceux-ci avaient été mis au courant. Les jeunes officiers formaient alors un corps beaucoup plus déréglé qu'aujourd'hui.

La caserne de Shingleton se composait de plusieurs vastes constructions de pierres, séparées les unes des autres et qu'entourait un mur élevé. Devant se trouvait la porte toujours gardée par une sentinelle; le seul moyen d'entrer ou de sortir était de passer par une petite porte ou guichet située près du corps de logis affecté aux officiers. Cette dernière construction se trouvait à quelque distance des chambres du mess et du groupe occupé par les officiers non commissionnés et les hommes. La petite porte ouvrant sur une allée plantée d'arbres — nommée fort à propos "Love lane": Allée d'amour — ne devait s'ouvrir sous aucun prétexte. On la supposait toujours fermée, la clef restant au corps de garde, aux soins du sergent de planton. En réalité, la serrure avait été brisée depuis longtemps et c'est par cette porte que les jeunes officiers introduisaient leurs gentes camarades de nuit. Ces dernières n'attendaient par toujours qu'on vint les chercher et souvent entraient d'elles-mêmes, dès la nuit tombée. Elles n'avaient qu'à pousser la porte. Personne ne pouvait les surprendre après la retraite, tous les soldats étant alors rentrés. Il arrivait ainsi fréquemment qu'en rentrant au quartier, les officiers trouvaient dans leurs chambres, une et souvent deux jeunes femmes installées là comme chez elles. Ces "dames" étaient, en général, les bienvenues, et si même on ne les gardait pas pour toute la nuit ou pour quelques heures, elles étaient toujours certaines de goûter à quelque rafraîchissement ou de souper.

Parmi ces habituées se trouvait Fanny Hayward. C'était une jeune femme de Londres, une des *beautés* de *Argyll rooms* — un casino célèbre, alors en pleine prospérité ; — venue à Shingleton pour les bains de mer quelque mois avant l'époque où commence ce récit, elle s'était vue fort goûtée par les officiers et s'était fixée dans la ville.

Fanny avait vingt-deux ans. Grande et belle, des yeux bleus, une longue et soyeuse chevelure châtain, elle était d'une très bonne santé ; les couleurs vives de ses joues en témoignaient. Sa bouche laissait voir, entre deux lèvres rouges délicatement dessinées, deux rangées de fines dents très blanches. Elle était d'une tournure splendide, la taille bien prise, de larges hanches. Sa marche était pleine de grâce. Elle avait de petites mains. Son éducation avait été soignée, elle savait s'habiller avec beaucoup de goût, en un mot elle avait toutes les apparences d'une grande dame.

Shingleton possédait alors plusieurs jolies filles ; aucune ne pouvait lutter pour l'élégance et la beauté avec Fanny. Les demoiselles de l'endroit semblaient gauches et vulgaires après de la fashionable Londonnienne.

On la prisait fort parmi les officiers, non seu-

lement pour sa beauté, mais aussi parce qu'elle
était fort experte aux choses d'amour.

Elle tenait en assez grand mépris les jeunes
femmes de l'endroit, se moquant d'elles ouvertement, riant sans pitié de leurs accoutrements
qu'elle trouvait ridicules, les appelant un tas
de "pêcheuses" — Shingleton était une ville de
pêcheurs. — Ces femmes, naturellement, la haïssaient cordialement ; elles étaient d'ailleurs fort
jalouses de la faveur dont elle était l'objet, et
de l'argent qu'elle recevait de tous les hommes
qui se la disputaient.

La plus ardente de ses rivales et ennemies se
nommait Mary Hammond. "Polly", tel était son
nom de guerre, était à peu près du même âge
que Fanny mais d'un genre de beauté tout à
fait différent, très petite, charmante brunette
aux yeux noirs, son teint était légèrement olivâtre,
sa peau délicate. Elle avait du sang espagnol
dans les veines et gardait une âme fière et vin-
dicative.

Avant l'arrivée de Fanny à Shingleton, elle
avait été la beauté en titre de l'endroit et la
favorite d'un jeune lieutenant nommé Wilson,
un officier dont la bourse était fort bien garnie.
Fanny, mise au courant de ce dernier détail,

s'arrangea pour le séduire et l'eût bientôt détourné de Polly. Celle-ci fut bien entendu furieuse et jura de se venger d'une façon ou de l'autre.

Bien que Fanny comptât de nombreux amis parmi les officiers, qui l'entretenaient assez grandement, elle était toujours plus ou moins dans la gêne, ses goûts l'entraînant à de grandes dépenses. Tous ses chapeaux, ses robes venaient de Londres ; elle habitait un logement d'un prix élevé et sa table était toujours richement servie.

A ce moment, elle possédait pour toute fortune cinq livres et s'était prise d'une belle passion pour une superbe jaquette en fourrure exposée dans une boutique de la ville et dont on demandait vingt-cinq livres.

Elle demanda à son ami Wilson de la lui offrir, mais il venait de lui acheter un très riche manteau et lui refusa la fourrure. Elle se tourna alors vers d'autres mais tous se refusèrent à une aussi grande dépense.

Un soir, à neuf heures, elle vint à la caserne pour rendre visite à Wilson et faire appel à sa bourse, mais en arrivant à sa chambre, elle ne put entrer.

Wilson qui n'attendait pas sa visite était encore au mess, avec tous les autres officiers et par hasard il avait, ce soir là, fermé sa porte et pris la clef, précaution que prenaient rarement les officiers quand ils sortaient pour aller diner.

Fanny, fort ennuyée, se promenait de long en large dans le long corridor, ne sachant que faire d'elle-même. Mais avant qu'elle eut gagné l'extrémité du palier, elle se trouva près d'une chambre dont la porte était grand ouverte et sans penser à rien elle y jeta un regard. Elle savait que cette chambre appartenait à un certain capitaine Dundas, mais celui-ci ne lui avait jamais accordé grande attention et elle n'avait jamais été dans sa chambre.

Dundas avait environ trente ans ; c'était un homme de manières calmes, très réservé et qui se mêlait rarement aux parties joyeuses organisées presque chaque soir par ses camarades. Ce n'était pas qu'il fut particulièrement scrupuleux mais c'est que ces réunions ne l'amusaient que médiocrement. Il était aisé et entretenait à ses frais une maitresse qui logeait en ville ; souvent il faisait des incursions à Londres, où il fréquentait Kate Hamilton's et autres endroits excentriques qui se trouvaient alors dans le voisinage de

Haymarket. Sa chambre était meublée avec élégance, des peintures très artistiques ornaient les murs dont quelques unes fort amusantes. Elles attirèrent l'attention de Fanny qui ne put résister au désir d'entrer dans la chambre pour les voir de près. Sa curiosité satisfaite, elle se disposait à partir quand elle vit sur une table de toilette, une grande montre en or, avec une chaine en or massif à laquelle pendaient de nombreuses breloques. Comme elle les regardait, ses joues s'empourprèrent et une tentation soudaine la saisit de s'emparer de la montre et de ses ornements. La valeur en paraissait grande et sans doute lui permettrait si elle en devenait maitresse de s'acheter la fourrure tant désirée.

Jusqu'à ce moment, Fanny avait été une honnête fille ; jamais elle n'avait rien dérobé. Elle hésita un instant — on dit qu'une femme qui hésite est perdue · puis se décida à commettre le vol. Prenant la montre et la chaine, elle les glissa dans sa poche, descendit rapidement les escaliers sans être vue par personne, gagna la porte dérobée et fut bientôt dans la petite ruelle. Nul n'avait vu son entrée ni sa sortie.

Quand elle fut chez elle, elle enferma la montre

dans un tiroir, puis se dévêtit, dénoua sa longue chevelure, prit un peignoir et s'asseyant dans un fauteuil devant le feu, réfléchit aux moyens pratiques de tirer profit de son butin. Elle finit par s'arrêter au plan le plus simple qui était d'engager cet objet chez un prêteur de la ville auquel elle avait souvent porté de ses propres bijoux.

L'affaire ainsi conclue, elle soupa de grand appétit, lut les journaux du soir puis s'assoupissant, gagna son lit où nullement troublée par son action elle ne tarda pas à dormir d'un profond sommeil.

Dans la même soirée, vers dix heures, les officiers commencèrent à regagner leur quartier et plusieurs d'entre eux vinrent se réunir dans la chambre d'un certain capitaine Fairfax. On alluma des cigares et des pipes, les liqueurs circulèrent et l'on décida de fumer et de causer tandis que quelques uns chanteraient. C'était donc une réunion assez calme, la seule femme présente était Polly Hammond venue pour passer la nuit avec Fairfax. Tous les hommes présents étaient des officiers subalternes à l'exception des trois capitaines : Fairfax, Dundas et Meade.

Fairfax le plus âgé des trois avait trente

deux ans. C'était un assez grand libertin, l'inspi-
rateur et le boute-en-train de toutes les équipées.
On connait déjà Dundas. Meade avait trente et
un ans, il venait de rejoindre le *Dépôt* et arrivait
de son régiment dans l'Inde; c'était un compagnon assez dissipé et toujours prêt à jouer quelque farce aussi bien aux femmes qu'aux hommes.

Les trois capitaines avaient un goût particulier
en commun: ils aimaient passionnément fouetter
les femmes.

A ce moment, l'un des plus jeunes officiers
entonna une chanson, très en faveur alors à la
la caserne "Miss Tickletoby". De cette chanson,
toute en jeu de mots n'ayant aucun sel pour
les Français, nous citerons seulement le texte
même du premier couplet. Ceux qui lisent l'anglais
l'apprécieront d'ailleurs davantage sous cette forme:

"Miss Tickletoby kept a school, and she was deeply
read Sirs,
And being an old maid herself, she lived at Maidenhead
sirs,
She not only took young ladies in, but made a deal of
pelf sirs,
For she taught them vulgar fractions and she bawded
them herself sirs."

En tous en chœur, au refrain:

"With her kow wow wow! whack fol de riddle diddle,
kow wow wow!"

Le chanteur était au milieu du dernier couplet quand Dundas qui avait quitté la chambre pour aller chercher sa pipe, rentra l'air désolé "Mes amis, s'écria-t-il, on ma volé ma montre. J'avais oublié de la mettre dans ma poche en allant au mess, mais je suis sûr de l'avoir laissée sur ma table de toilette." La chanson s'était arrêtée brusquement, et la conversation s'engagea, de suite, très vive sur l'affaire, tous très étonnés et curieux de savoir qui avait bien pu commettre ce larcin. Ils ne soupçonnaient personne parmi leurs ordonnances, tous de vieux soldats très rangés, prêts à prendre leur retraite et n'étant nullement disposés à un vol. C'était un mystère. Toutefois Fairfax eut un violent soupçon que le vol avait été commis par une des femmes, mais il ne dit rien, Polly étant présente.

Dundas était attristé au plus haut point pas la perte de sa montre, non seulement pour la valeur intrinsèque, mais parce qu'elle lui venait d'un héritage.

— Maudit soit le voleur, dit-il. Je n'aurais pas cédé ma montre pour 200 livres. Elle appartint à mon grand-père qui l'avait eu, avec d'autres objets, à la prise de Seringapatam.

— Connaissez-vous le numéro? demanda Fairfax.

— Oui, c'est une montre de fabrique anglaise, le numéro est 785. Mais que sert de connaitre le numéro? Je ne verrai plus jamais ma "tocante." (¹)

— Peut-être découvrirez-vous le voleur, fit remarquer Meade. L'inattendu souvent arrive.

— Je ne crois pas que cela arrivera cette fois, répondit Dundas; sur ces mots il alluma une pipe et s'installa dans une chaise.

Quelques minutes s'écoulèrent encore en conversations sur le même sujet, puis chacun regagna sa chambre, laissant seuls Fairfax et Polly.

Le lendemain matin, Fanny se leva fraiche comme une fleur, se sentant tout à fait rassurée, certaine qu'elle était de n'avoir été aperçue par personne la veille pendant sa visite à la caserne. Elle déjeuna, puis comme elle désirait se défaire au plus tôt des objets volés, elle s'habilla et partit chez le prêteur. Quand elle fut à la porte, elle inspecta du regard les alentours et ne voyant rien de suspect, elle entra dans l'établissement et vint s'installer près du comptoir.

Le prêteur qui la connaissait pour avoir souvent reçu sa visite, s'approcha et Fanny lui montra

____

(¹) ticker.

la montre et la chaine, lui demandant ce qu'il lui avancerait sur ces objets.

Il les examina, les pesa et en offrit 25 livres. Juste la somme dont elle avait besoin. L'offre fut accepté de suite et la monnaie lui fut comptée.

Le prêteur rédigea un bulletin à son nom, comme d'usage, et lui dit : "Voici, mademoiselle : montre en or numéro 785, chaine en or Albert, et breloques. Vingt-cinq livres."

Fanny mit l'argent et le bulletin dans sa bourse et sortit, mais dans sa hâte et son excitation fébrile, elle ne prit point garde que deux femmes se trouvaient avec elle dans la boutique. Celles-ci l'avaient vue, mais ne désirant point se montrer, s'étaient tenues à l'écart. Elle avaient tout entendu de la conversation, et par les interstises de la cloison qui les séparaient d'elle, vu Fanny placer le bulletin dans sa bourse.

Celle-ci eut été terrifiée si elle avait su qu'une des femmes était son ennemie mortelle Polly Hammond. C'était Polly, en effet. Elle était venue pour faire une emplette avec une jeune femme Anny Brook.

Oubliant de suite le motif de son entrée dans la boutique, Polly saisit le bras de sa compagne : "Partons ! j'ai oublié, dit-elle, avec une sorte de fièvre, ce que je venais faire ici. Ma belle “Fanny” s'est placée elle-même dans un beau piége et je la tiens enfin.

— Pourquoi, demanda Amy, qu'a-t-elle fait?

— C'est une voleuse, répondit Polly, j'étais à la caserne hier soir, et j'ai entendu le Capitaine Dundas venir déclarer qu'on lui avait volé sa montre tandis qu'il était au mess. Le numéro est 785 et c'est le numéro de celle que Fanny vient d'engager. Vous avez entendu comme moi le prêteur.

— Oui, dit Amy, mais ne perdez pas Fanny.

Amy était jeune et avait bon cœur et bien qu'elle n'aimât pas Fanny, elle n'avait contre elle aucun motif particulier de haine.

— Si, je le ferai! cria Polly, méchamment. Elle m'a enlevé Wilson, et j'ai juré que je me vengerais quand j'en aurais l'occasion. La voici toute prête. J'informerai le capitaine Dundas, et Fanny sera en prison demain matin et hors de mon chemin.

— C'est bien, au revoir, répondit Amy. Ceci n'est pas mon affaire.

Les deux jeunes femmes se séparèrent. Polly rentra chez elle et resta enfermée tout ce jour, attendant impatiemment le moment où elle pourrait pénétrer dans la caserne sans être vue.

Quand les trompettes eurent donné le "Last Port", elle courut à la caserne et monta rapidement à la chambre de Fairfax, attendant le retour du mess des officiers.

Quand Fairfax arriva, il fut surpris de la trouver chez lui, mais surpris d'agréable façon, car c'était, sans contredit un fille charmante et dont il avait goûté au plus haut point la compagnie la nuit précédente. C'était la première fois qu'il la tenait aussi près.

— Hallo! Polly! dit-il, lui prenant le menton. Vous avez l'air bien excitée. Que se passe-t-il donc?

— Oh! quelque chose qui va vous étonner, répondit Polly, veuillez appeler le capitaine Dundas. J'ai besoin de lui parler en particulier."

Fairfax sortit sur le pas de sa porte et appela Dundas dont la chambre se trouvait sur le côté opposé du corridor, Dundas vint aussitôt, accompagné de plusieurs officiers qui venaient pour fumer et causer. Polly était si excitée et brûlait à un tel point de conter son histoire qu'elle attendit à peine que tout le monde se fût assis, pour dire qu'elle avait vu Fanny engager la montre du capitaine et qu'elle avait entendu le prêteur dire le numéro de celle-ci: 785.

Tous les officiers, sans exception, furent très surpris à cette nouvelle. Fanny leur avait toujours paru plutôt une femme supérieure et Wilson observa: "Je n'aurais jamais cru que Fanny put se rendre coupable d'une telle action.

Fairfax lui répondit en riant :

— Vous ne pourrez jamais dire ce qu'une femme fera ou ne fera pas.

— Vous voyez, Dundas, fit remarquer Meade, l'inattendu est arrivé. Vous avez trouvé la personne qui vous a dérobé votre montre.

— Oui, répondit Dundas, et je poursuivrai la voleuse. Je mettrai l'affaire entre les mains de la police demain matin et je ferai arrêter Fanny.

— Ho ! ho ! s'écria Fairfax. N'en faites rien, mon vieil ami. Vous ne pouvez publier cette affaire, car si le colonel apprend que la porte dérobée est ouverte et que des femmes ont l'habitude de pénétrer dans la caserne quand cela leur fait plaisir, il y placera une sentinelle, et toutes nos parties devront cesser."

Tous se joignirent à Fairfax pour adjurer Dundas de se taire et celui-ci ne voulant point se faire prendre en aversion par ses camarades, finit par dire qu'il n'avertirait point la police. "Mais, ajouta-t-il, je ne veux point que Fanny m'échappe pour cela. Elle doit être punie. J'aimerais beaucoup lui donner une fessée bien soignée. Je la ferais crier et tortiller son derrière.

Il y eut un rire général et Polly qui s'était tenue, avec intention, à l'écart de la conversation, s'écria :

— Oh ! j'aimerai la voir fouetter ; elle doit recevoir sa punition pour ce vol.

— Elle la recevra, Polly, dit en riant Fairfax, et, se tournant vers les officiers : cette aventure, ajouta-t-il, me remet en l'esprit ce qui arriva quand mon régiment était caserné à Leigham juste avant notre départ pour l'Inde. Je vais vous le raconter. Les bâtiments réservés aux officiers n'étaient pas enclos et les femmes avaient l'habitude d'entrer et de sortir absolument comme cela se passe ici. Constamment nous nous apercevions de vols commis. Cela dura jusqu'au jour où ayant établi une surveillance nous mîmes les main sur deux femmes qui furent trouvées en possession d'une quantité de mêmes bibelots volés dans plusieurs chambres. Nous ne désirions pas les poursuivre, autant que possible, mais il était cependant nécessaire de les punir pour donner une leçon aux autres. Nous les fîmes

donc venir à la caserne devant une cour martiale
improvisée et leur donnâmes à choisir entre une
magistrale fessée ou une dénonciation à la police.
Elles crièrent fort longtemps avant de se décider
mais elles finirent cependant par choisir la fessée.
On les étendit donc sur une table, on releva leurs
jupes, leurs chemises et elles reçurent une vigoureuse flagellation dont leurs croupes gardèrent les
marques. Il n'y eut plus de vol à la caserne tout le
temps que le régiment demeura à Leigham. Je
propose par conséquent de faire comparaitre Fanny
devant une cour martiale du même genre, nous lui
ferons la même offre : des verges ou le cachot."

Des rires et des applaudissements accueillirent
la proposition et l'on décida à l'unanimité que
Fanny serait traduite en cour martiale.

— "Je pense qu'elle choisira la fessée, dit
Meade, et si cela arrive, il y aura de l'amusement — pour nous du moins ajouta-t-il en riant.
Car, à mon point de vue, rien n'est plus....
réjouissant que la vue d'une croupe de jeune fille
ou de femme qui se remue ou que l'on fouette.

— Je suis tout à fait de votre avis, opina
Fairfax. Et maintenant Polly, dit-il en se tournant
vers la demoiselle, ne direz-vous pas votre mot
sur l'affaire ?

— Tout va bien, répondit en riant Polly, vous pouvez être sûr que je ne dirai rien. Je suis ravie de l'avoir fait prendre et j'espère que vous me permettrez d'assister à la cour martiale.

— Oui, vous serez présente à la fête. Nous aurons besoin de vous comme témoin, ainsi que d'Amy.

Puis s'adressant aux officiers il dit, avec un sourire entendu : "Je pense que d'autres demoiselles aussi seront bien aises d'être là et leur présence ajoutera un certain piquant pendant l'affaire et nous serons sans doute bien aises, ensuite, de les trouver là." On rit. Il continua : "Donnons un souper après-demain où l'on fera sauter force bouchons et que chacun de nous invite une femme. Après le souper je ferai un petit speech où je dirai aux femmes que la montre de Dundas a été volée, que les soupçons sont tombés sur l'une d'entre elles et que nous allons constituer une Cour Martiale pour juger la coupable."

Cette combinaison fut tenue pour excellente et Meade prit la parole : "Si vous voulez donner vos soins à l'organisation du souper, je fournirai les verges et autres objets nécessaires. Je propose aussi que Dundas ait la satisfaction de fouetter sa voleuse — s'il le désire, du moins.

— Oh ! certes oui, répartit Dundas, je suis tout prêt. J'aime énormément fouetter une femme, je l'ai fait souvent par plaisanterie et j'aurai bien du plaisir à le faire pour de bon.

Tous furent d'avis, que personne n'était mieux désigné que Dundas pour tenir les verges et après que quelques menus détails eurent été discutés, l'affaire fut arrangée comme il avait été dit.

Les conspirateurs gagnèrent chacun leur chambre. Fairfax emmena Polly dans la sienne. Polly nageait dans la joie à l'idée du traitement qu'on allait faire subir à sa rivale détestée. "Oh ! s'écriait-elle, comme il me tarde de voir Fanny le dos tourné et recevant sa peine.

— Vous n'aurez peut-être pas ce plaisir, fit remarquer Fairfax, elle choisira peut-être la prison.

— Je pense que non, dit Polly."

Fairfax dut s'avouer à lui-même qu'il serait lui aussi fort désappointé si Fanny refusait les verges.

— Avez-vous jamais été fouettée quand vous étiez petite fille, demanda-t-il en souriant.

— Oui, souvent. J'avais été, n'ayant que dix ans placée dans une pension d'orphelines à

Welford. Il y avait là plus de cent jeunes filles et on y faisait grand usage du fouet.

Fairfax grand "amateur du fouet" aimait fort les histoires qui y avaient trait. Aussi dit-il à Polly :

— Allons, racontez-moi quelque chose sur la manière de donner le fouet dans votre pension.

Polly sourit et continua.

— Quand on fouettait une jeune fille, on la plaçait courbée sur un pupitre et maintenue par deux maîtresses adjointes, en présence de toutes les compagnes, et la maîtresse lui administrait sur le bas des reins mis à nu, une fessée bien soignée. Les jeunes filles restaient à l'institution jusqu'à dix-huit ans et jusqu'au jour de leur départ, elles étaient exposées pour la moindre faute à recevoir le fouet. J'ai vu des jeunes filles de dix-huit ans, grandes et bien développées, avec d'opulentes croupes, être couchées sur un pupitre et recevoir le fouet, comme des petites filles, devant toute l'école.

— Oh! j'aurais aimé d'être là, dit Fairfax.

— Je le sais, répliqua Polly en riant. J'étais une petite fille très dissipée et j'ai dû me courber plus d'une fois sur le pupitre. J'avais plus de dix-sept ans quand je reçus ma dernière

fessée et j'en ai gardé un cuisant souvenir.
J'avais été insolente avec la directrice et elle
me fouetta jusqu'au sang; oh! que la verge ne
piquait! Je criais, je me débattais, j'essayais de
me sauver mais on tenait ferme. Mon pauvre
derrière fut si endolori que je ne pus m'asseoir
de quelques jours. Je partis une semaine après
et comme je suis de Shingleton, je m'y installai
bien que je n'aie ni parents ni amis dans la ville.

— Et qu'arriva-t-il, demanda Fairfax avec
une gravité feinte.

— Oh! Vous savez très bien ce qui pouvait
arriver, lui répondit en riant Polly. Un officier
qui me rencontra me demanda de venir dans
sa chambre et d'y souper. J'acceptai, et après
le diner qui fut excellent, j'avais bu quelques
verres de champagne, il me prit de force. Je
dois avouer qu'il n'eut pas à faire beaucoup
d'efforts, j'étais naturellement d'un tempérament
ardent, le vin m'était monté à la tête, et, en
un tour de main, j'étais étendue sur le lit
criant et pleurant. Cela me fut assez pénible.
Le capitaine Miller, c'était son nom, me garda
avec lui jusqu'à son départ pour l'Inde. Je
connus ensuite d'autres officiers qui se trouvaient
alors au bataillon et j'ai toujours rencontré

beaucoup de faveur, le plus souvent préférée aux autres femmes. Cela dura jusqu'à l'arrivée de Fanny avec ses grands airs et ses toilettes de Londres.

— Mais je crois que vous avez votre vengeance, maintenant.

— Oui, ou plutôt je l'aurai. Je ne pense pas qu'elle ait jamais reçu de fessée dans sa vie, ce sera pour elle une nouveauté fort déplaisante. Elle a la peau très fine, la cuisson sera vive. Il y a des peaux beaucoup plus fines les unes que les autres. Quand j'étais en pension, j'ai remarqué que les verges marquaient certaines croupes plus durement que d'autres.

Fairfax s'amusait fort de la petite dissertation de Polly sur la plus ou moins grande finesse de peau des jeunes filles.

— Allons au lit, dit-il, toute cette conversation sur le fouet m'a fort ému et j'ai hâte que nous nous divertissions un peu.

Tous deux se dévêtirent et en quelques minutes furent en toilette de nuit. Fairfax dit alors à Polly : "Maintenant, je voudrais vous donner le fouet. Laissez-moi voir jusqu'où vous pourrez l'endurer. Je m'arrêterai quand vous me le direz."

La jeune femme fit la grimace et parut fort troublée. Elle n'éprouvait nul besoin d'être fouettée et, d'un autre côté, ne voulait pas froisser Fairfax en lui infligeant un refus brutal. Il semblait vouloir plaisanter et elle le savait très généreux avec les femmes. Après un moment de réflexion, elle lui dit: "Je veux bien recevoir le fouet, mais je n'aimerais pas avoir de marques. Cela reste plusieurs jours et ce n'est pas beau."

— Je ne vous marquerai pas, je ferai seulement rougir la peau.

— Alors, c'est très bien et vous pouvez me fouetter.

Fairfax se mit sur une chaise et attirant à lui Polly, il lui releva sa chemise jusqu'aux épaules, la fit asseoir sur ses cuisses. La douce chaleur de la femme le pénètra jusqu'aux moelles. Elle était grasse comme une caille, sa croupe était ronde comme une pomme et ferme au possible. Il caressa cette chair si douce puis commença à la fouetter jusqu'à ce que le sang parut sous la peau. Alors il donna des claques, doucement d'abord, puis plus rapidement et plus fort sur la croupe rebondie de la jeune femme. La peau brune un peu et comme dorée devint écartate puis cramoisie. Polly commença alors à s'agiter et à se remuer de telle sorte sur les cuisses de Fairfax que celui-ci fort excité ne put se retenir de frapper plus fort.

Polly ne manquait pas de courage; elle avait fait tout son possible pour supporter les coups que lui donnait Fairfax, mais à la fin la douleur fut trop vive, elle se tourna vers lui en criant: "Oh! arrêtez! arrêtez! C'est assez! Je n'en puis plus." Il la laissa se relever, elle le regardait avec un air de reproche, les yeux pleins de larmes. Son visage était rouge et ses lévres tremblaient.

— Vous m'avez fait un beau derrière, dit-elle en passant sa main sous sa chemise et tâtant la peau endolorie rouge comme du feu.

— N'y pensez plus, dit Fairfax en riant et en l'embrassant. Il n'y a pas de marques, la cuisson va passer bientôt et la rougeur aura disparu ce matin. Vous pourrez alors montrer votre derrière à tout le monde.

Polly sourit un peu plus gaiement, elle essuya ses larmes et ne dit plus rien. Fairfax la prit dans ses bras, la porta sur son lit et s'y glissa près d'elle. Alors il l'étreignit et bientôt Polly fit entendre de nouveau de petits cris plaintifs et des gémissements mais ce n'était plus de douleur.

L'après-midi du lendemain, Fanny se rendit à la boutique où elle avait vu la jaquette de fourrure ne se doutant guère en versant son argent de la façon dont il lui faudrait payer, dans quelques heures, de sa personne. Elle revêtit son emplette dans la boutique, laissant son manteau en priant qu'on le lui porte chez elle et se rendit au lieu nommé Promenade de la Marine. Elle savait qu'elle y pouvait montrer à tous sa dernière acquisition et l'étaler aux yeux des hommes aussi bien qu'à ceux des femmes. Au cours de sa promenade, elle rencontra plusieurs de ses compagnes; elle les saluait d'un petit sourire dédaigneux et savourait intérieurement la joie d'exciter l'envie que montraient leurs regards. Aucune d'elles n'avait jamais osé, sans doute rêver de posséder une semblable parure. Polly la croisa et répondit à son regard dédaigneux par un petit mouvement de tête et un sourire plein de malice. Elle songeait à ce qui préparait. Fanny fit enfin la rencontre de Meade, qui lui donna la nouvelle du souper projeté, et lui demanda de venir. Elle accepta. Les autres officiers, au courant de la prochaine aventure, se mirent en quête de demoiselles à inviter, mais sans faire la moindre allusion à ce qui suivrait la fête.

Fairfax avait pris des mesures pour que le souper fut choisi ; il avait fait provision de champagne. Chacun avait versé sa quote-part ; comme il se trouvait, tout près de sa chambre, une vaste pièce Fairfax décida d'y donner le souper. Ou se rendrait ensuite dans son appartement, composé de deux pièces et là on organiserait la Cour Martiale.

Le soir, tout était prêt. Des tables et des chaises avaient été envoyées par les officiers, des tableaux furent cloués aux murs, on plaça des rideaux, des tentures et le plancher fut recouvert avec des tapis de l'Inde. Dès le matin, on avait allumé du feu, tout avait été préparé pour le plus grand confortable possible. Meade s'était pourvu d'une verge et de longues courroies car il avait été décidé que Fanny serait attachée sur un petit lit de camp. Douze hommes allaient prendre part à cette action assez vile. Trois étaient capitaines : Fairfax, Meade et Dundas ; quatre, lieutenants : Wilson, Gray, Rowland et Colvin ; les cinq autres étaient des enseignes : Graham, Lane, Irwin, Black et Hutchinson. Les demoiselles conviées étaient aussi au nombre de douze, si bien qu'après l'affaire chaque homme pouvait en prendre une, s'il le

désirait, pour compagne de nuit. C'était Fanny
Hayward, Polly Hammond et Amy Brook, cette
dernière accompagnait Polly lors de la visite
chez le prêteur et devait servir de témoin. Disons
de suite qu'Amy mérite qu'on la décrive en
quelques lignes. Elle avait dix-sept ans et avait
été séduite, six mois auparavant ce qui ne l'em-
pêchait pas d'être plus disposée qu'aucune de
ses camarades au jeu et au plaisir. Fort bien
faite, de longs cheveux, c'était une bien charmante créature au visage d'enfant. Tous les
officiers l'aimaient, mais elle était surtout la
favorite de Meade qu'elle prisait tout particulièrement, lui accordant toutes les privautés qu'il
pouvait désirer. Le capitaine avait l'habitude de
l'habiller de petits jupons et de dérouler ses
cheveux abondants sur les épaules ; elle ne
paraissait pas, ainsi attifée plus de quatorze
ans. Le caprice de Meade était alors de la traiter
en écolière lui donnant pour jouer des tâches difficiles et comme elle y manquait, il lui reprochait
avec gravité sa paresse, puis il la prenait sur
ses genoux et lui administrait une fessée vigoureuse. Jamais Amy ne se refusait à ce jeu, et
bien qu'elle y endurait une certaine peine et
que des larmes lui jaillissent souvent des yeux,

elle ne criait pas. Et ce qui est plus curieux, c'est qu'après chaque fessée, elle semblait plus éprise de Meade et plus ardente à se laisser posséder. Si bien que chaque fois qu'elle venait dans sa chambre elle pouvait compter sur le fouet comme supplément aux caresses.

Les neuf autres demoiselles se nommaient Nelly Morris, Mary Park, Kate Taylor, Lucy Ashfield, Laura Bowles, Maud Stephens, Emma Butler, Jane Young et Minnie Walker. Elles étaient toutes, plus ou moins jolies et la plus âgée n'avait pas vingt-cinq ans. Toutes avaient eu bien souvent des querelles, mais elles s'accordaient en une commune antipathie contre Fanny et n'auraient eu aucun sentiment de compassion si elles avaient pu savoir comment on allait la traiter.

Quand à Fanny, elle n'avait pas le plus léger soupçon ; sa promenade s'acheva sans que rien lui vint aux oreilles au sujet de ce qui se tramait.

Elle souriait d'aise à la pensée du fin souper de tout à l'heure, car elle était très friande de bonnes choses et particulièrement de champagne. C'était une belle journée de Décembre : un vent froid soufflait de la mer, mais l'atmosphère était très séche et l'air très pur. Fanny chaudement vêtue goûtait la volupté de la marche rapide sur le pavé sec, les joues fouettées par le vent. Quand le crépuscule tomba, elle rentra chez elle, se dévêtit et bien à son aise s'étendit sur une chaise longue où elle s'installa commodément pour lire un roman en buvant une tasse de thé.

A huit heures, elle alla se plonger dans une large baignoire qu'on lui avait préparée, remplie d'eau chaude. Elle s'y lava avec soin, de la tête aux pieds, puis s'étant épongée, se frictionna avec vigueur avec un gant de crin jusqu'à ce que sa peau fut brûlante et rouge. Près allant se poser, toute nue, devant une grande psyché, elle s'y mira complaisamment, redressant sa poitrine aux deux globes jumeaux, arrondis et fermes. Son ventre aux lignes voluptueuses n'avait pas une flétrissure. C'était bien là le modèle de la femme accomplie. Quand elle eut bien sacrifié a l'orgueil qu'elle goûtait à se contempler, elle se vêtit avec lenteur, étudiant chaque parure pour que l'ensemble fut sans défaut. Elle songeait que l'un ou l'autre de ses admirateurs pourrait bien la retenir après le souper et voulait être prête à affronter le regard le plus exigeant.

L'heure était sonnée de se rendre à la caserne. Aucune station de voitures ne se trouvait à proximité, mais la soirée était fort belle, le pavé sec et l'air pur, et elle résolut de faire la route à pied. La course n'était pas longue et vingt minutes lui suffirent pour gagner la petite porte. Elle monta directement à la chambre qu'on lui avait désignée comme lieu du souper.

Personne encore n'était arrivée, elle ne trouva là que Fairfax qui vint à elle, lui serra les mains et l'aida à se défaire de sa jaquette. Puis, s'asseyant dans un fauteuil, il l'attira sur ses genoux et pressa ses lèvres sur les siennes dans un long baiser.

Fanny se laissait faire et même lui rendait ardemment ses caresses. Bien que depuis trois ans, elle fut en réalité une "professionnelle" du plaisir, elle ne laissait pas d'être très voluptueuse et de goûter vivement les étreintes d'un homme jeune et vigoureux comme Fairfax.

Mais les autres officiers et les dames invitées commencèrent à arriver. En quelques minutes. l'assemblée était au complet. Dès que les dames se furent mises à l'aise, Fairfax annonça le souper.

Ce fut avec joie que l'on se mit à table. Toutes ces dames avaient bon appétit. On servit un excellent souper froid. Les officiers s'aidèrent mutuellement pour le service, leurs ordonnances ayant été, comme chaque soir, renvoyées au quartier des soldats. Ils remplissaient les assiettes et versaient à pleines coupes le champagne à leurs amies sans s'oublier toutefois.

Le ton de la conversation d'abord enjoué monta de plus en plus jusqu'aux plaisanteries grasses et épicées. On conta des histoires très suggestives, à la grande joie de toutes ces dames. Chacune d'elles était plus ou moins excitée par la boisson et par les chants licencieux que plusieurs officiers entonnèrent à la fin du repas. On ne pouvait dire cependant qu'aucune ait complètement perdu la tête. Les hommes, en tout cas, gardèrent mieux leur sang froid. Chacun d'eux se délectait d'avance en évoquant le cruel divertissement auquel ils allaient se livrer.

Meade dit tout bas à Dundas : "Je crois que le grand moment approche."

— Oui répondit Dundas, le sourire sur les lèvres, cela va chauffer.

Ses doigts brûlaient de tenir le fouet.

Le souper était terminé. Les hommes allumèrent leurs cigares et leurs pipes. Fairfax se leva : "Allons à ma chambre, j'ai quelque chose

de sérieux à vous dire, mesdemoiselles." A l'exception de Polly et de Amy, toutes furent surprises
de ces paroles, mais nulle remarque ne fut faite,
et ce fut en riant et en se bousculant comme
des écolières qu'elles gagnèrent l'appartement de
Fairfax.

Des sofas et des chaises avaient été disposés
le long des murs. Au milieu de la pièce se
trouvait une longue table couverte d'un tapis
vert. De chaque côté de la table on avait mis
quatre chaises et un fauteuil au bout. Cette
table et ces chaises devaient servir au président
et aux membres de la Cour Martiale.

Fairfax fit asseoir les dames tout autour de la
pièce et, s'adressant à elles, leur dit d'une voix
grave : "Je suis désolé d'avoir à vous apprendre
qu'un vol a été commis dans la chambre d'un
officier. La chaîne et la montre du capitaine
Dundas lui ont été dérobées pendant qu'il se
trouvait au mess. Toutes nos ordonnances sont
de vieux soldats très dévoués que nous ne songerons
même pas à soupçonner. Mais comme vous entrez
toutes ici et en sortez à votre fantaisie chaque
soir tandis que nous dînons, nous sommes obligés
de croire qu'une de ces dames ici présentes est
coupable de ce vol."

Des cris d'indignation partirent de tous côtés. Chacune des femmes s'exclama à l'idée d'un tel soupçon. Toutes se trouvaient gravement insultées, avouant qu'elle n'avaient pas de vertu mais avaient au moins gardé quelque probité! Nulle d'entre elles d'ailleurs, n'avait jamais dérobé dans les chambres des officiers l'objet le plus minime. Polly et Amy, seules au courant de l'affaire, se tenaient fort calmes sur leurs chaises et souriaient. Fanny eut une minute de trouble en entendant Fairfax, mais elle se rassura en pensant que personne n'avait pu l'apercevoir dans la caserne et ne manqua pas de joindre ses exclamations à celles de ses compagnes.

Quand le silence fut rétabli, Fairfax poursuivit en ces termes: "Les soupçons sont tombés sur l'une d'entre vous en particulier et nous allons la traduire en Cour Martiale ici même."

Meade se leva: "Je propose, dit-it, que la Cour Martiale soit mixte et composée de huit membres: quatre hommes et quatre femmes. Je propose aussi pour président le capitaine Fairfax."

Ces propositions furent acceptées à l'unanimité. Les femmes se trouvaient dans un état de grande surexcitation et leurs regards allaient de l'une à l'autre, cherchant à découvrir celle qui pouvait être la coupable. Le cœur de Fanny commençait à battre avec violence mais elle sut cependant composer son visage. Il y eut un moment de repos pendant lequel on n'entendit que le bruit des chaises remuées par les femmes énervées et impatientes. Enfin Fairfax se leva et prononça d'une voix sévère :

— Fanny Hayward, vous êtes celle que nous accusons du vol.

Fanny se leva d'un bond, frémissante, mais feignant une grande indignation, elle s'écria :

— Comment osez vous porter contre moi une accusation pareille ! C'est honteux. Je ne veux pas rester ici plus longtemps pour être insultée de la sorte.

Elle se dirigea alors vers la porte mais Fairfax cria : "Gray et Lane, retenez cette femme prisonnière."

Les deux officiers interpellés la saisirent par les bras et la maintinrent de force. Elle se raidit, se débattit en criant : "Je veux m'en aller ! Je veux m'en aller !" mais tous ses efforts étaient inutiles et les mains qui la retenaient les serraient davantage comme des étaux.

— Je vous avertis d'avoir à rester tranquille, dit Fairfax. Il vous en cuira de résister, je vous en avertis.

Alors Fanny cessa de se débattre, réfléchissant que le meilleur parti à prendre était de laisser les choses suivre leur cours. Elle s'imaginait encore qu'aucune preuve ne pouvait être apportée, mais elle n'était plus cependant aussi tranquille.

Ou procéda alors à l'élection des huit membres de la cour Martiale. Les quatre hommes désignés par le vote furent : Le capitaine Meade, les lieutenants Rowland et Colvin, l'enseigne Graham. Les femmes furent Kate Taylor, Lucy Ashfield, Mary Park et Nelly Morris. C'était les plus âgées parmi les dames. Fairfax prit possession du siège présidentiel et fit asseoir les membres de la cour, les femmes d'un côté, les hommes de l'autre. Fanny, maintenue par ses gardiens, se tint debout à l'une des extrémités de la table, face au président.

Ou procéda alors avec une grande solemnité au jugement.

Le président commença :

"A la cour martiale formée dans la caserne de Shingleton, la demoiselle Fanny Hayward a été amenée prisonnière devant nous sous les charges et inculpations suivantes : avoir dans la soirée du 7 Décembre 1860 volé une chaîne et une montre dans la chambre du capitaine Dundas. Fanny Hayward, êtes-vous coupable ou non du méfait dont vous êtes accusée ?"

Fanny eut un rire nerveux : "Quelle stupide plaisanterie, fit-elle je ne serai pas jugée par votre cour ridicule" et elle fit de nouveau un violent effort pour s'échapper. Le président lui enjoignit sévérement de demeurer tranquille, ajoutant : "Vous serez jugée par cette cour, que vous le vouliez ou non, et bien mieux, la sentence qui sera prononcée sera exécutée, soyez-en certaine."

Puis il appela Dundas pour sa déposition.

Dundas dit : "Dans la soirée du 7 Décembre, j'ai laissé ma montre et ma chaîne sur une table de toilette dans une chambre. Quand je revins du mess, tout avait disparu. Le numéro de la montre est 785."

— Avez-vous des questions à poser au témoin ? dit le président à la prisonnière.

— Non. Tout cela est trop absurde, répondit celle-ci.

Le témoin qui vint ensuite fut Polly qui se tenait à côté du président. Ses joues étaient enflammées, un sourire de triomphe éclatait sur ses lévres. Elle regardait Fanny qui la fixait hardiment et les deux rivales se dévisagèrent un moment, l'une avec des éclairs de haine dans les yeux, l'autre avec un mépris profond. Fanny ne pouvait s'imaginer en effet quel témoignage pouvait apporter Polly dans l'affaire. Cette-ci prit enfin la parole et dit : "Le matin du 8 Décembre, je me trouvais dans la boutique du prêteur. J'ai vu Fanny Hayward engager une montre d'or avec sa chaîne. Elle ne savait pas que je me trouvais près d'elle dans un autre compartiment. J'ai entendu le prêteur dire tout haut le numéro de la montre, 785. J'ai vu Fanny mettre le bulletin d'engagement dans sa bourse et j'ose dire qu'il y est encore."

Quand Fanny entendit ces paroles accablantes, elle fut absolument terrassée, et la soudaineté du choc fut si violent qu'elle devint pâle comme un linge, des larmes lui vinrent aux yeux et elle fut incapable de prononcer un seul mot.

— Voyez si la prisonnière a pris la bourse avec elle, dit Fairfax.

L'un des gardiens fouilla dans la poche de Fanny, prit la bourse ; on l'ouvrit et on y trouva le bulletin. Le président le prit et le remit à Dundas. Fanny se vit perdue, elle s'attendait à voir surgir un policeman prévenu d'avance pour la venir arrêter et mener en prison. Cette pensée la fit frissonner et de grosses larmes coulèrent sur ses joues, mais elle garda le silence. Amy appuya le témoignage de Polly, mais cette confirmation devenait inutile après la découverte du bulletin.

— Emmenez la prisonnière dans la chambre voisine et fermez la porte, prononça le président.

L'ordre fut exécuté et Fanny, sans pensée et comme morte, sortit de la chambre toujours maintenue solidement par ses gardiens.

Quand elle fut sortie, la gravité de la cour subitement tomba. Les hommes voyant s'avancer l'heure du spectacle dont ils se régalaient par avance, se faisaient des signes d'intelligence et riaient entre eux, tandis que les femmes ignorant ce qui allait se passer, s'étaient groupées et causaient avec excitation. Fairfax réclama le silence: "Maintenant, mademoiselles, dit-il, il ne reste plus qu'à prononcer le jugement. Il est hors de doute que Fanny a volé la montre, et si personne ne l'avait vue dans la boutique du prêteur, nous n'aurions jamais trouvé la coupable et par conséquent vous eussiez toutes été sous le poids du soupçon. Nous devrions donc la livrer à la police, mais nous avons décidé, entre nous officiers, de n'en rien faire. Nous serions en effet les premiers punis, car le bruit qui résulterait de cette affaire viendrait aux oreilles du colonel et celui-ci ferait placer une sentinelle à la petite porte. Nous devrions donc dire adieu à nos parties fines et renoncer au plaisir de votre charmante société. Mais Fanny ne peut s'en aller impunie, elle doit recevoir le châtiment de sa faute. Je propose donc que nous fassions nous-mêmes justice; nous la châtienons par une retentissante fessée donnée avec des verges sur sa croupe nue."

La proposition surprit ces dames, mais toutes chaleureusement l'approuvérent et, en riant et en frappant des mains, elles crièrent: "Oui, oui! C'est la vraie manière de traiter la voleuse, ce vilain chat de Londres! Fouettez-la bien! Que le derrière lui cuise!" Fairfax se prit à rire: "C'est très bien, dit-il, je suis heureux de rencontrer une telle unanimité. Maintenant, tenez-vous en repos et regardez. La cour qui vous représente toutes ici, fixera le nombre de coups que recevra la voleuse." Puis se tournant vers les femmes faisant partie du tribunal improvisé, il les pria de prononcer leur sentence. Toutes

les quatre étaient des plus envieuses de Fanny
et elles donnèrent chacune le chiffre de cinquante
coups. Mais les hommes furent plus miséricor-
dieux et on décida en dernier lieu qu'il lui en
serait appliqué vingt-cinq. On décida également
que le choix lui serait laissé entre la flagellation
et la dénonciation à la police.

La cour rentra donc de nouveau en séance et
la prisonnière fut ramenée devant elle avec toute
la solennité de rigueur. Ses joues étaient encore
très pâles, et ses yeux pleins de larmes, mais
elle avait cependant un peu repris d'assurance.

Les spectateurs, hommes et femmes, la dévisagèrent. L'affaire devenait palpitante.

— Fanny Hayward, dit le président, vous avez
été reconnue coupable du vol dont vous êtes accusée et la cour vous condamne à recevoir vingt-cinq
coups de verge sur votre derrière mis à nu.

Fanny eut un haut le corps et son visage
devint écarlate. Jamais un seul instant il ne lui
était venu à la pensée qu'on put la fouetter et
elle se sentait prise de terreur à l'idée d'être
punie d'une aussi honteuse façon ; ses jambes
tremblaient et se dérobaient sous elle, il lui
semblait qu'une main la serrait à la gorge et elle
éclata en sanglots :

— Non, non, cria-t-elle, je ne serai pas fouettée! je ne veux pas! vous pouvez me livrer à la police! vous n'avez pas le droit de me fouetter! vous ne le ferez pas! Je veux m'en aller! Je veux m'en aller! vous dis-je.

Alors elle fit un effort désespéré pour s'échapper, se tordant, se renversant en arrière mais ses gardiens la maintenaient solidement et la firent s'asseoir de force sur une chaise où elle demeura, comme privée d'haleine avec des gémissements étouffés de rage et de peur.

— Maintenant, écoutez-moi, lui dit Fairfax, si vous ne voulez pas vous soumettre à la punition que vous avez encourue, vous serez conduite au dépôt de police sous l'inculpation de vol. Vous serez certainement condamnée et le moins que vous pourrez encourir sera six mois d'emprisonnement avec *hard labour* et vos cheveux seront coupés.

Fanny se voyait acculée dans une horrible impasse, il lui fallait coûte que coûte accepter l'une ou l'autre des punitions. Que choisirait-elle? L'idée de la prison l'épouvantait. Cela signifiait perte de liberté, travail pénible — elle qui n'avait jamais rien fait — nourriture vile et répugnante, et le pire de tout la perte de cette chevelure dont elle était si fière.

D'un autre côté, il lui fallait accepter d'être
fouettée devant toutes ces femmes qu'elle avait
méprisées et qui la haïssaient. Quelle joie ce
serait pour elles de la voir fouetter et comme
elle riraient d'elle ensuite. Et l'horrible et
cuisante douleur qu'il lui faudrait souffrir ! Toutes
ces pensées se succédaient rapides dans son esprit,
mais rien ne la pouvait décider à prendre une
résolution. Elle jeta un regard implorant autour
d'elle mais elle ne vit aucune pitié sur les
visages des hommes et des femmes qui l'entouraient. Alors, elle fit un dernier appel à la miséricorde :

— Oh ! pardonnez-moi, cria-t-elle en tendant
les mains, laissez-moi partir. Je n'ai jamais rien
pris avant de prendre cette montre. J'ai eu une
tentation subite à la quelle je n'ai pu résister.
Je vendrai tout ce que j'ai et je racheterai la
montre. Oh ! laissez-moi, laissez-moi partir.

— Nous ne vous laisserons pas partir, dit
avec force Fairfax. Faites votre choix de suite.
La prison ou le fouet.

Alors elle réfléchit de nouveau. La prison
durerait six mois ; ce serait bien long. Le fouet
serait bien douloureux mais durerait une minute.
Se redressant donc avec courage, elle dit tout

bas: "Je choisis le fouet," puis retombant sur sa chaise, elle se cacha la figure dans les mains.

— Oh! dit froidement Fairfax je savais bien que vous chroisiriez cela.

Chacun était heureux de cette décision ; les femmes parce qu'elles désiraient la voir souffrir, les hommes parce qu'ils verraient un spectacle lascif. Et l'on se livra aux préparatifs, toutes les femmes y aidant avec joie. La table et les chaises furent déplacés et mises contre le mur et l'on apporta un lit de camp bas et étroit, que l'on installa au milieu la pièce, puis la verge et quatre courroies furent disposées sur le plancher devant le lit.

Pendant tous ces préparatif, Fanny demeura sans mouvement sur sa chaise, son visage toujours caché dans ses mains. Elle gémissait et se plaignait tout bas. Elle ressentait la douleur à l'avance, et son orgueil souffrait affreusement à l'idée d'être traitée d'aussi ignominieuse façon devant les femmes ricanant et se gaussant d'elle, mais elle ne ressentait pas la moindre honte à l'idée de voir son derrière mis à nu devant la hommes. Presque tous avaient eu déjà ce spectacle. C'était assez dans ses habitudes de le leur montrer et cela faisait partie d'ailleurs de sa profession. Toutefois il ne lui était jamais arrivé de le montrer à plus d'un à la fois.

Quand tout fut prêt, Fairfax lui dit :

— Levez-vous et tenez-vous au milieu de la chambre.

Un frisson la secoua, mais puisque son choix était fait, mieux valait en finir au plus tôt. Elle se leva donc et marchant vers le milieu de la chambre, elle vint se placer comme on le lui ordonnait les yeux baissés, attendant d'autres ordres.

— Retirez votre robe, votre corset et vos jupons de dessous.

Elle eut un sanglot et commença de ses doigts qui tremblaient à déboutonner sa robe et, ce qui est étrange, même alors, elle goûta quelque vanité à la pensée d'étaler aux yeux de ses jalouses compagnes, ses soyeux et élégants dessous. Elle rejeta donc sa robe sur une chaise voisine, délaça son corset de satin bleu, délaça ses jupons qui tombèrent à ses pieds et se tint, toute droite, blanche dans sa fine chemise hors de la coque soyeux qu'elle venait de quitter. Il ne lui restait plus qu'un petit jupon blanc orné de dentelles, ses beaux bras étaient nus, et le dessus de ses seins arrondis et fermes saillait hors de sa chemise.

— Etendez-vous maintenant sur le lit.

Elle eut un moment d'hésitation ; cependant elle marcha vers le lit, les livres frémissantes, s'étendit de tout son long. Les contours harmonieux de sa croupe charnue se dessinaient sous la mince étoffe de sa chemise. Elle cacha son visage dans le matelas.

— Liez-la, dit Fairfax ; on lui fit passer les bras par dessus la tète et on les lia à l'extrémité du lit, par les poignets; on fit de même pour les pieds.

Les extrémités de son corps étaient donc solidement retenues mais il lui restait assez de liberté pour éxécuter ce que l'on appelle "la danse de la croupe."

On releva son jupon, son pantalon fut baissé jusqu'aux chevilles et la chemise également relevée, elle fut mise nue depuis le milieu du dos jusqu'aux jarrets.

Fanny avait vraiment une croupe superbe, large, charnue, ronde et d'une forme exquise, solidement campée et s'inclinant en une courbe charmante sur ses cuisses magnifiques d'un galbe parfait, comme deux colonnes d'ivoire. La peau était blanche, fine et satinée, son fin tissu brillait sous le feu des lampes comme de l'albâtre.

Ses jambes rondes se moulaient dans de longs
bas de soie noire jarretés de satin rouge. Quand
elle se fut étendue, elle demeura tranquille,
cachant son visage et les yeux baissés, mais
l'âme en suspens. Elle avait les dents serrées
et son cœur battait à coups pressés. Tout était
prêt ; Fairfax alors prononça avec une rudesse
affectée :

— Tambour, donnez à la coupable vingt-
cinq coups de verge et veillez à bien faire votre
devoir.

La flagellation était alors fréquemment donnée
dans l'armée et, dans l'infanterie, c'était toujours
les tambours qui l'appliquaient, sévèrement punis
s'ils n'accomplissaient pas cette besogne en conscience, à · la satisfaction de l'officier qui commandait.

Dundas sourit et secoua la tête puis s'approchant du lit, il glissa sous le milieu du corps
de la patiente un large coussin de façon à
redresser convenablement la croupe. Des deux
mains il disposa celle-ci de la façon qu'il jugeait
la meilleure pour recevoir les sanglantes caresses
du fouet. Il s'entendait à cette besogne.

Prenant la verge, il se plaça du côté gauche
du lit. Cette verge n'était pas un jouet mais un

solide instrument de deux pieds et demi de long, composé de six lanières fines.

Tous les spectateurs avaient quitté leurs sièges et se tenaient autour du lit, les yeux fixés sur la croupe de Fanny dont tout le monde pouvait ainsi admirer la blanche nudité. Les femmes ricanaient et se faisaient des signes, mais aucune bien entendu n'éprouvait d'autre sentiment que celui de la vengeance satisfaite. Il n'en était pas de même des hommes qui savouraient ce spectacle en connaisseurs mis en appétit.

Dundas passant la verge dans sa main gauche, laissa sa droite le promener quelques instants sur la croupe rebondie de Fanny, puis il reprit la verge, mesura la distance en laissant les bouts des lanières flotter sur le haut des cuisses de la patiente.

Quand Fanny sentit le contact, elle eut sur la peau ce frémissement spécial qu'on appelle la chair de poule, mais elle se contint, pensant qu'après tout, cela ne serait point trop terrible et qu'il valait mieux endurer son mal en silence pour ne pas donner à ses ennemis la satisfaction d'entendre ses plaintes. Hélas ! elle n'avait encore rien goûté. Dundas éleva la verge, les femmes cessèrent de ricaner et il y eut dans la chambre un profond silence. Le premier coup tomba sur le milieu de la large croupe, avec un sinistre sifflement ; de longues raies rouges marquèrent la place où les lanières avaient frappé. Fanny redressa la tête, et eut un mouvement convulsif ; la souffrance était plus grande qu'elle eut pu le croire et elle retint son haleine.

Swish !... Swish !... Swish !... Sa chair frémissait à chaque coup, les lignes rouges commençaient à couvrir sa peau ; elle se cabrait et tortillait les reins, des larmes abondantes coulaient sur ses joues, mais serrant les dents et retenant son souffle, elle étouffait les cris qui voulaient s'échapper de ses lévres.

Swish !... Swish !... Swish !... Sa peau devint de en plus rouge, de longues marques commencèrent à apparaître de tous côtés et la souffrance devint plus aigüe, chaque coup lui donnant la sensation d'un fer rouge lui brûlant la peau. Elle tira sur ses poignets et sur ses chevilles, s'arcboutant et retombant pour se redresser encore. "La danse de la croupe" avait commencée.

Son courage était épuisé ; elle ne pouvait plus retenir ses plaintes et elle se mit à gémir.

Swish !... Swish !... Swish !... Oh ! oh ! h !! Oh ! h ! h !!! elle criait à chaque coup d'une voix de plus en plus lamentable.

Swish!... Swish!... Swish!... Ah! ah! ah! ah! h! h! Tournant la tête par dessus son épaule elle fixa ses grands yeux bleus sur la verge qui se redressait et s'abattait en cinglant sa croupe devenue écartate; son jolie visage avait pris une expression douloureuse d'agonisante, les larmes ruisselaient sur ses joues et de ses lèvres tremblantes s'échappaient des sanglots et des plaintes sourdes: Oh! ne me frappez... pas si fort. Ah! h! h!

Swish! Swish! Swish! oh! ne me frappez.. pas.. si.. fort. Swish! Oh! oh! Laissez-moi! Laissez-moi! Swish! Oh! h! h! Grâce, laissez moi! Swish! Oh! oh! Grâce! ne me frappez plus.

Mais Dundas était emporté par le plaisir sensuel qu'un amateur de la flagellation ressent en voyant se remuer sous les coups la croupe d'une femme.

Parfaitement insensible aux gémissements et aux prières de Fanny, il alla jusqu'au bout, la flagellant doucement pour qu'elle sente bien chaque coup zébrer sa chair, la cingler et la cuire avant le coup suivant. Il distribuait les coups avec une habileté consommée de telle façon que tout le champ d'opération en reçoive sa part. Les extrémités des lanières retombaient toujours avec force sur les côtés de la croupe, là où la peau est le plus tendre, ce qui arrachait de plus profonds gémissements à sa victime. La longue chevelure de celle-ci s'était dénouée, retombant en désordre sur son visage inondé de larmes et sur ses épaules. Elle bondissait sur le lit, serrant la croupe à chaque coup. Sa peau était maintenant d'un rouge sombre, les marques ne se comptaient plus et dans une des contorsions violentes qu'elle imprimait à son corps, elle eut un mouvement si brusque que sa croupe se redressa, ses cuisses s'écartèrent et laissèrent apercevoir cette partie de la femme que Rabelais ou Béroalde ne craignaient pas de nommer de son vrai nom.

Swish! Swish! Oh! oh! h! h! Arrêtez! Oh! h! arrêtez! J'ai été.. assez.. punie oh! oh! Swish! Swish! Oh! h! h! Je ne puis plus! Ayez pitié de ! Ayez pitié de moi! oh! h! oh!

Dundas enfin laissa tomber la verge; les vingt-cinq coups avaient été donnés. Fanny gisait, étendue, faisant entendre de rauques sanglots et de sourdes plaintes, son visage mouillé d'abondantes larmes.

L'exécuteur, avec un sourire de satisfaction s'approcha pour contempler son œuvre. La surface de la croupe toute entière, depuis le haut des reins jusqu'aux cuisses était absolument écarlate, couverte de marques d'un rouge sombre et de points empourprés faits par les nœuds des lanières. La croupe, en un mot avait, comme disent les fouetteurs, l'air d'un "plum-pudding." Sa couleur contrastait violemment avec la blancheur du dos, des reins et des cuisses. Toutefois, pas une goutte de sang n'avait jailli; Dundas, fouetteur expert, ayant pris soin que la verge fit ressentir à Fanny le maximum de la souffrance mais sans déchirer la peau. La flagellation avait donc été extrêmement douloureuse car Fanny avait une peau très tendre.

On rabattit sa chemise et son jupon, on lui délia les poignets et les chevilles et on lui tendit une coupe de champagne qu'elle but avec avidité. Elle ne descendit cependant point du lit mais y resta couchée, abattue et meurtrie. Les témoins de cette scène en avaient été impressionnés différemment. La plupart des femmes s'en étaient réjouies car elles haïssaient Fanny mais deux ou trois parmi les plus jeunes qui n'avaient jamais vu une flagellation en avaient éprouvé quelque émotion surtout en entendant les cris de la victime; ce qui les émut davantage ce fut l'aspect de la croupe meurtrie après l'exécution.

Mais les hommes ne se tenaient pas d'aise. Ils avaient surtout goûté les tortillements et les soubresant de la pauvre martyre sous la verge. Tous étaient excités au plus haut point et chacun conserva avec lui une de ces demoiselles. Dundas prit Polly et Meade, Amy. Tous partirent dans leur chambre. Les femmes, cette nuit-là, ne chômèrent pas.

Fairfax et Fanny étaient restés seuls. Il s'approcha d'elle et l'entourant de son bras, il lui dit: "Allons! c'est fini! la douleur ne durera pas longtemps, les marques auront disparu dans quelques jours et votre jolie croupe sera aussi blanche et aussi douce qu'auparavant. Cela vous a bien fait souffrir, mais cela valait mieux que d'aller en prison."

Fanny eut un mouvement violent des épaules mais ne dit pas un mot. Alors Fairfax la retournant doucement, voulut l'étreindre. Elle bondit alors sur le lit en criant:

— Non! non! Vous ne me toucherez pas! Je n'ai jamais été traitée d'aussi indigne façon! Je ne crois pas que les officiers m'auraient fouettée si vous ne le leur aviez pas dit. Oh! vous êtes une bête.

Il se mit à rire en lui disant de ne point faire

la sotte et qu'elle devrait le remercier d'en être quitte à si bon compte. Et comme il se sentait envahi par de violents désirs, il la pria encore de rester avec lui.

Mais elle était trop sous le coup de son indignation et ressentait encore à un trop haut degré ses souffrances : "Non! non ! lui dit-elle, je ne resterai point. Je vous hais ! Vous ne m'aurez plus jamais.

— Si, si, lui répondit Fairfax, en riant, un de ces jours ... votre humeur est comme votre croupe, mais cela ira mieux dans quelque temps.

Elle le dévisagea sans répondre. La cuisson commençait à s'apaiser. Elle arrangea ses cheveux, et s'habilla. Son visage était rouge.

Quand elle fut habillée, elle sortit de la chambre sans dire un seul mot à Fairfax et se dépêcha de gagner la porte dérobée, aussi vite qu'elle put. La marche fut pour elle très douloureuse. Chaque pas lui arrachait une plainte. Elle allait doucement, s'arrêtant à tout instant pour se reposer et essuyer les larmes qui s'échappaient de ses yeux malgré elle. Elle mit plus d'une demi heure à gagner sa maison.

Après s'être rafraîchie, elle se dévêtit et vint

se placer devant un miroir pour se regarder. Un cri d'effroi lui échappa devant les ravages que la verge avait faits sur sa peau délicate. "Jamais, pensa-t-elle, ces marques ne s'en iront."

Alors, dans un bassin qu'elle remplit d'eau froide, elle s'épongea doucement. L'eau coulant sur ses reins calma quelque peu le feu qui la dévorait et lui causa un soulagement. Elle se prépara ensuite pour se coucher, revêtit son peignoir et s'étendit sur son lit, mais sur le côté, dans l'impossitilité où elle se trouvait d'être sur le dos et d'appuyer même sur le matelas sa croupe toute endolorie. Son abattement était absolu, au physique comme au moral et bientôt un lourd sommeil s'empara d'elle.

Le lendemain, Dundas se rendit chez le prêteur avec le bulletin pris à Fanny et racheta sa montre, mais il ne donna aucune explication.

La prêteur fut surpris et flaira quelque histoire, mais comme cela lui importait peu en somme et qu'on eut pû se plaindre de son indiscrétion, il jugea bon de ne faire aucune remarque.

Après le mess, tous les officiers qui avaient pris part à l'affaire se réunirent de nouveau chez Fairsfax pour en causer un peu. Il y eut forces propos grivois et méchants d'échangés. On fit des remarques épicées sur les charmes de la pauvre Fanny. Puis après que chacun eut dit son mot, Dundas qui n'avait pas encore ouvert la bouche s'écria, en riant : "Oui, il n'y a pas de doute, Fanny est une bien jolie fille et elle a un derrière merveilleux et bon pour le fouet. Je donnerais encore volontiers vingt-cinq livres pour avoir le plaisir d'en fouetter un autre du même genre."

Fanny demeura quelque temps chez elle, pour se reposer. Les marques du fouet avaient complètement disparu et sa croupe était aussi douce et blanche qu'auparavant. Mais elle était sans argent ou presque et par conséquent obligée de retourner à ses ... affaires ... pour remplir sa bourse.

Donc, un après-midi, elle se vêtit élégamment et prenant son courage à deux mains pour braver les sarcasmes, elle vint à la promenade. Elle y rencontra plusieurs de ces dames qui ne manquèrent pas de lui rire au nez et de lui demander des nouvelles, ironiquement. Elle s'y attendait bien et prit sur elle de faire son visage malgré tout, les larmes cependant lui venaient aux yeux. Des officiers la rejoignirent mais à sa grande surprise, ils lui causèrent comme si rien ne s'était passé, sans faire la moindre allusion à l'affaire. Eux, en effet, pensaient que sa faute avait été suffisamment expiée.

Le dernier qu'elle rencontra fut Fairfax. Il lui serra cordialement les mains et après un moment de causerie, il lui demanda de venir chez lui après le mess. Elle se souvint alors de ce qu'elle lui avait dit, qu'il ne l'aurait jamais plus mais c'était dans la colère et tandis que la croupe lui cuisait, maintenant tout était calmé. Elle lui promit donc de l'aller trouver et tint parole.

Il eurent ensemble une exquise soirée et une nuit plus exquise encore. Fairfax avait toujours goûté sa société, surtout au lit. Les autres officiers, de leur côté, semblaient davantage épris d'elle et le temps vint où elle fut plus en faveur encore qu'avant sa déplaisante aventure.

La flagellation avait donc eu pour elle de bons résultats. Elle eut aussi pour effet de la faire changer tout à fait de manières vis à vis de les compagnes. Elle cessa de les traiter avec mépris, comprenant la sottise qu'il y aurait à conserver de grands airs devant des femmes qui connaissaient sa faute et l'avaient vue, de leurs yeux, honteusement châtiée. Elle tâcha au contraire de se les rendre favorables ; ce fut difficile mais après de longs efforts, elle y parvint et devint l'amie de toutes, sans en excepter Polly. Jamais les autorités n'eurent vent de l'affaire et les choses demeurèment comme par le passé. Les parties fines ne cessèrent pas au quartier des officiers, la porte dérobée demeura ouverte et ces demoiselles se gardèrent d'en oublier le chemin.

Du temps passa. Les officiers qui avaient pris part à l'affaire ici racontée furent envoyés à leurs régiments dans l'Inde. Leurs places furent prises au Bataillon de Dépôt par d'autres capitaines et officiers, subalternes auprès desquels Fanny ne cessa pas d'être grande favorite comme auprès de leurs prédécesseurs.

Elle fut souvent seule dans les chambres des officiers mais ne fut jamais tentée d'y prendre quoi que ce soit. Jamais elle n'oublia la cuisante fessée qu'elle avait reçue par sentence de la "Cour Martiale".

LE KNOUT.

Il existe en Russie une grande variété d'instruments de torture et de flagellation. Il y a, par exemple, le *plit*, une pièce de fer chauffée que la victime doit tenir dans ses mains et pour la flagellation, les russes ont le bâton, le *plêt*, et le Knout. Le *plêt* est un fouet fait de bandes de de cuir brut, ayant trois lanières garnies de petites balles de plomb, mais le principal instrument de punition est le *Knout*, une invention Tartare, comme son nom l'indique, et la plus formidable qui fut jamais inventée par le génie cruel de l'homme.

Les descriptions du Knout varient. Dans sa forme ordinaire, il consiste en une épaisse courroie longue d'environ huit pieds, attachée à un manche de deux pieds de long ; la courroie est large et taillée de telle sorte que ses bords sont aigus, souvent entourée de fils de fer, l'extrémité en hameçon. A chaque coup de ce formidable instrument de torture, les bords aigus de la courroie tombent sur le dos du patient et le coupent comme une épée flexible à deux tranchants. L'exécuteur ne fait pas tomber le coup à plat sur le dos, mais donne adroitement au Knout une direction telle que la courroie revient vers lui, arrachant avec le hameçon qui se trouve à son extrémité une longue et fine bande de chairs. Suivant M. de la Motraye, le Knout est un fouet dont la courroie faite de vieux parchemin bouilli dans du vinaigre et du lait de jument, est large d'environ un pouce. Le comte de Lagny décrit le Knout comme une courroie de cuir brut, coupée en triangle de quatre à cinq yards de long, large d'un pouce, taillée en pointe. L'extrémité en est fixée à un manche de deux pieds de long. Pierre le Grand fixa le nombre maximum de coups pouvant être infligés avec le Knout à *cent un*, mais comme pas un criminel ne peut jamais supporter ce nombre, on le réduisit graduellement, c'est pourquoi le Baron Haxthausen dans ses "Notes sur la Russie" publiées en 1852 dit que l'usage du Knout était entièrement aboli depuis plusieurs années et que pendant quelque temps avant qu'on ait réduit le dit usage à des limites très étroites et à un strict contrôle, toute personne injustement punie avait le droit d'exiger 200 roubles argent pour chaque coup reçu en exécution de l'ordre donné par le tribunal.

Pour recevoir convenablement sa punition, le patient n'est vêtu que d'une paire de pantalons et est couché sur le ventre dans une position inclinée, les mains et les pieds tendus aussi raides que possible et solidement attachés à des anneaux d'acier rivés dans une charpente. La tête de l'homme était parfois si strictement maintenue qu'il lui était presque impossible de crier, ce qui ajoutait beaucoup à la souffrance endurée. Le maniement du knout demandait un long apprentissage et surtout des nerfs et des muscles particulièrement solides et exercés. L'exécuteur en chef était toujours un criminel condamné à la même peine qu'il avait à faire subir (la seule condamnation capitale en Russie) mais qui avait été gracié. On le renvoyait chez lui après douze années d'emprisonnement et pendant les douze années, il était étroitement enfermé sauf quand une exécution par le knout réclamait sa présence. Il avait à diriger l'instruction dans ce

genre de supplice d'un certain nombre d'élèves.
Tous les jours, ceux-ci s'exerçaient sur une sorte
de mannequin ; et il leur montrait l'art de porter
les coups de façon à faire plus ou moins souffrir
suivant la nature du délit, comment il fallait
frapper sur les reins quand il s'agissait d'un
criminel civil, d'un meurtrier ou d'un traître ;
comment on donnait la mort immédiate en dis-
locant le cou de la victime ; ou la faire survenir
un jour ou deux après l'exécution, par la façon
de frapper de telle sorte que les courroies s'en-
roulant à chaque coup autour du corps, atteignent
la portrine et déchirent les intestins. Suivant les
instructions qu'il avait reçues, l'exécuteur parvenu
au suprême degré d'habilité, arrivait à faire
tomber chaque coup avec précision sur un même
endroit à peine aussi grand qu'une pièce de
monnaie. On dit même qu'il pouvait quand il
s'était rendu maître du terrible instrument
réduire en miettes une brique, d'un seul coup.

Il y eut une femme qui eut à souffrir le supplice du knout et qui survécut à cette terrible
épreuve : ce fut Mme Lapuchin. Son histoire a
souvent été racontée. Madame Lapuchin était
une des plus charmantes dames de la cour d'Eli-
zabeth de Russie, mais ayant été compromise

dans une affaire de trahison menée au nom d'un
ambassadeur étranger avec lequel elle avait une
liaison, elle fut condamnée à la peine du knout.
Les conspirateurs avaient d'abord été condamnés
à avoir la langue coupée et à avoir les membres
brisés sur la roue ; mais l'impératrice donna
l'ordre l'adoucir (?) cette sentence et de lui sub-
stituer le knout et bannissement. Quand Madame
Lapuchin monter sur l'échafaud dressé pour la
circonstance, elle apparut revêtue d'un négligé
qui augmentait les charmes de sa personne.
Réputée à la cour pour son esprit et pour sa
beauté, elle espérait qu'au dernier moment
peut-être ses anciens amis lui viendraient en
aide, mais elle ne vit dans la multitude qui
l'entourait que les regards cruels du peuple
stupide, avide de voir couler son sang. Le bourreau s'avança près d'elle et commença à la
dévêtir ; à ces préparatifs, elle devint toute pâle,
éclata en sanglots et commença à se débattre.
Mais ce fut en vain. En quelques minutes, les
vêtements qui lui couvraient le dos et la poitrine
avaient été arrachés et l'on raconte qu'à la vue
de cette malheureuse jeune femme, nue jusqu'à
la ceinture et demi-morte de désespoir, il y eut
un frisson dans la foule émue d'un sentiment

de pitié. Immédiatement l'un des exécuteurs lui prit les deux mains et l'enlevant sur son dos, la maintint dans cette position, les pieds au dessus du sol. Un autre vint la placer comme il le fallait et le chef prenant alors le Knout, s'avança à une petite distance de la victime et faisant siffler dans l'air le terrible fouet lui donnant un premier coup. Ce premier coup lui enleva un morceau de peau depuis le cou jusqu'aux reins et un flot de sang jaillit. Le bourreau reprit sa position et de nouveau, un coup terrible tomba sur le dos de l'infortunée. En quelques minutes, les épaules de la pauvre femme étaient complètement écorchées tandis que le sang coulait de toutes parts. Quand enfin il n'y eut plus une parcelle de peau qui fut intacte, la victime fut lâchée, meurtrie, évanouée. Ce n'était pourtant point assez. On lui coupa la langue et la malheureuse mutilée fut envoyée en Sibérie pour terminer dans l'exil sa peine commencée par le Knout. Elle survécut à ces horreurs et vécut quelque temps encore, revenue d'exil et bannie dans un pays voisin, offrant ainsi l'exemple rare d'une femme échappée à la mort après un supplice qui tua souvent des hommes puissants et vigoureux.

EXPOSÉ GÉNÉRAL.

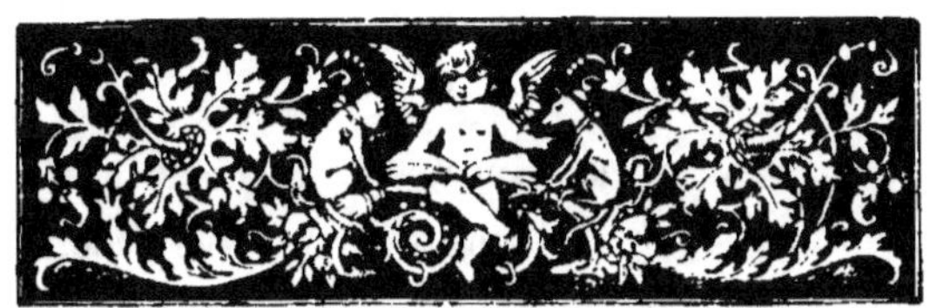

LA FLAGELLATION EN RUSSIE.

La Russie despotique et semi-barbare, est par
excellence le pays de la flagellation, du fouet et
de la verge, les Russes ont été de temps immé-
morial gouvernés par les coups. Le châtiment
corporel, sous diverses formes, par la verge, le
bâton ou le fouet est librement et sans distinction
appliqué aux coupables de tous genres. Une
verge est encore l'instrument principal aux mains
des autorités muncipales ou policières et les
officiers eux-mêmes ne sont pas à l'abri de ses
coups. Ni l'âge ni le sexe ne mettent à l'abri
et n'empêchent d'être battu comme un chien et
le pauvre paysan peut très bien être envoyé à
la station de police voisine, que ce soit à vingt
ou trente milles de là, porteur d'une note au
commissaire d'avoir à donner au dit porteur un
certain nombre de coups, à vue, et un billet de

ce genre n'est jamais protesté, le nombre de coups qui y est porté, étant toujours payé, même quelquefois avec intérêt. La police ne se fait pas faute de tirer avantage de ce pouvoir arbitraire remis si complètement entre ses mains ; les officiers subordonnés subalternes qui n'ont pas l'autorité légale de battre, de vexer de toutes façons les classes pauvres ne se font pas faute de se livrer à mille exactions ; une rossée, qu'elle soit donnée administrativement ou non n'en est pas moins comme dit un proverbe russe, une rossée.

Les coups ne comptent donc pas pour beaucoup en Russie les personnages les plus élevés comme titres aussi bien que ceux appartenant à la classe inférieure de l'empire y sont exposés. Il n'est pas une dame, du moins une dame russe qui considère comme de sa dignité de souffleter sa domestique ; mais il arrive parfois, ainsi qu'en témoigne l'anecdote suivante, que la domestique n'est pas russe et qu'il y a quelque danger pour la maîtresse d'agir de cette façon : Une princesse en train de se faire coiffer par une femme de chambre française reçut une légère égratignure, elle se tourna aussitôt et donna un soufflet à la pauvre fille. La Française qui tenait à ce moment la chevelure de sa maîtresse ne la lâcha pas et indignée de l'insulte qui lui était faite, renversa d'une main la tête de la princesse lui flagellant de l'autre avec la chevelure pendante, les joues et les oreilles. Naturellement une dame d'un si noble sang ne pouvait avouer qu'elle avait été frappée par une servante, elle dut mettre par conséquent cet affront dans sa poche et même en devoir acheter le silence de celle qui l'avait si bien frappée.

En Russie, le bâton est *l'ultima ratio* employé envers les inférieurs. Tout noble ou officier a le droit de battre qui il lui plait, homme ou femme, la faiblesse du sexe n'étant pas une défense contre cette peine. L'éducation des serfs et des soldats se fait avec la bâton. Un paysan n'a-t-il par assez d'intelligence ou manque-t-il d'oreille pour apprendre la musique — du bâton! Un soldat ne montre-t-il pas assez d'agilité, est-il un peu borné ou stupide? — du bâton! Pour la désobéissance d'un esclave, pour les mille et une petites fautes que les serviteurs commettent journellement, pour le marchand qui ne montre pas tout le respect dû à un noble acheteur, partout et toujours... du bâton! Un tailleur de Bordeaux, ayant refusé du crédit à un noble qui lui devait une somme déja fort respectable, le dit seigneur furieux du refus, frappa le plébéien qui avait l'audace de se refuser à être la dupe d'un homme tel que lui. Le tailleur riposta, et le noble alla le dénoncer comme ayant frappé un supérieur. L'infortuné Bontoux, c'était le nom du tailleur, fut arrêté, reçut la bastonnade et fut obligé de vendre son établissement et de quitter immédiatement le pays.

Le bâton est d'un tel usage aux mains des nobles Russes qu'ils ne peuvent imaginer d'autres moyens pour réprimer ou châtier les fautes dont on se rend coupable envers eux ou pour satisfaire leur vengeance. En voici une preuve, entre mille. Le comte Panin, un ancien ministre de Paul Ier, vivait dans sa résidence de campagne, en compagnie de son médecin, de son teneur de livres, et d'un Français qui dirigeait l'éducation de deux jeunes garçons. Les attentions de ce précepteur pour Madame Panin tout innocentes qu'elles fussent, déplurent au comte et lui donnèrent une telle jalousie qu'il résolut de renvoyer ce jeune homme, mais en lui donnant une marque de son mécontentement. Le comte fit donc un jour appeler son médecin dans son cabinet et lui dit : "Docteur, je désire vous consulter sur un point important. Je me flatte de cette pensée

que vous serez d'accord avec moi. Dubois (le
précepteur) est un coquin que je veux chasser,
mais ce ne serait pas assez ; je veux le punir
d'une façon sérieuse. Je vais donner des ordres
pour que mes domestiques l'attendent dans la
rue et le rossent d'importance. Le mérite-t-il
ou non ? Qu'en pensez-vous ?" Stupéfait et
indigné, le docteur répondit qu'en France une
telle action serait tenue pour criminelle et lâche.
Il quitta sur ces mots le comte, courut auprès
de Dubois et lui révéla le projet de son noble
seigneur. Le jeune homme crut bon de partir
sur le champ, avec mille remerciements à l'adresse
de cet excellent homme qui le gratifia en outre
de quelques pistoles et put quitter le territoire
de M. de Panin sans difficulté. Depuis, le docteur
s'aperçut que le comte le traitait avec une
froideur marquée et il ne fut pas long à abandonner son porte devenu si désagréable. Le comte
Panin était cependant un homme éclairé, spirituel,
philosophe et d'esprit libéral, mais il était russe
et dans l'opinion d'un noble russe le bâton est
l'argument le plus naturel que l'on puisse employer pour un inférieur.

La police est un fervent adepte de cette opinion. Le célèbre poète russe Pouschkine, peu

de jours avant d'être tué en duel, fut fouetté
chez le préfet de police, par ordre du tzar, dans
le but, lui dit-on, de réprimer son humeur caus-
tique. Il ne se passe pas une semaine, pas un
jour (dit un écrivain de nos jours) sans que des
officiers, des étudiants ou des fonctionnaires aient
à subir ce genre de peine ; leurs pantalons debou-
tonnés ou leurs épaules nues, ils sont fouettés
pour la moindre intempérance de langage. Un
pauvre paysan, employé chez un coiffeur de
Saint-Pétersbourg, se sentant incapable de supporter plus longtemps les mauvais traitements
que lui faisait subir son maître, se résolut à
y mettre fin par le suicide, mais il ne réussit
qu'à se blesser et un court séjour à l'hôpital
suffit à sa guérison. Dès qu'il fut capable de
subir une peine, on le condamna à être fouetté,
pour lui apprendre à vivre et les coups de fouet
qu'il reçut furent presque aussi difficiles à guérir
que la blessure qu'il s'était faite à la gorge.

Il y a quelque satisfaction à savoir qu'en fait
de flagellation, l'inventeur d'un nouvel engin
peut en devenir la victime. Un certain seigneur,
très riche en serfs et mines, employa ses talents
à une invention que l'on pourrait qualifier d'in-
fernale pour le châtiment de ses esclaves. La

machine en question était construite de telle
sorte que quand un malheureux délinquant y
était placé, tout mouvement lui était interdit et
que par un ingénieux mécanisme, il recevait de
terribles coups sur le dos. Les esclaves, conduits
au désespoir de servir de victimes pour le seul
amusement de leur maître le saisirent un jour
et le placèrent dans sa machine afin qu'il sente
lui-même le mal que sa cruauté leur avait si
souvent fait souffrir.

Un curieux exemple du penchant pour la
verge se montre dans la vie sociale des Russes.
Les femmes mariées, rapportent divers écrivains,
tiennent pour un témoignage d'amour d'être bien
battues par leur époux. Elles considèrent comme
une preuve de réel mépris de n'être pas châtiées
de temps en temps ; et une telle coutume n'est
pas particulière aux basses classes, mais aussi
à celles les plus élevées de la société. Plus d'un
voyageur en fait mention. Barclay dit que les
femmes russes estiment l'amabilité de leurs maris
au nombre de coups qu'ils leur donnent et ne
sont jamais plus heureuses que lorsqu'elles sont
unies à un homme d'un caractère sauvage. Une
histoire bien à propos est celle où l'on raconte
ce fait authentique d'un Français marié à une

jolie femme russe qui, après quatorze jours de joie suprême, devint triste et mélancolique, donnant les signes du plus profond chagrin. Son mari très anxieux de connaître les causes de cette tristesse, finit par obtenir cette réponse: "Comment pourrais-je croire que vous m'aimez ? Nous sommes déja mariées depuis quatre semaines et vous ne m'avez pas encore battue une seule fois!" Le mari fut tout heureux d'apprendre que son chagrin était aussi facile à guérir et sans perdre de temps se procura une flexible et élégante verge avec laquelle, quand l'occassion fut propice, il lui donna de temps en temps les preuves nécessaires de son amour. D'autres voyageurs rapportent qu'un fouet est considéré comme faisant obligatoirement partie du trousseau d'une femme au même titre qu'un objet d'usage familier.

Il est difficile de déterminer si l'usage de la verge dans les bains russes est dû à la même idée, mais ce qui cet indubitable c'est qu'on l'y emploie couramment. Le bain russe est une chose tout à fait particulière. Il consiste en une pièce au plafond bas, contenant un grand poële, plusieurs rangées de bancs de diverses hauteurs et un grand bassin d'eau. Quand le poële est rouge,

on y jette de temps en temps de l'eau ce qui
produit une vapeur remplissant la pièce. Mais
parmi les nécessaires essentiels, se trouvent des
paquets de brindilles de bouleau munies de leurs
feuilles. Au printemps, on en fait une grande
récolte pour les maisons de bains. Avant de les
employer, ou les baigne dans l'eau afin de la
rendre flexibles et douces. C'est avec de tels
bouquets que le baigneur cet flagellé soigneusement sur toutes les parties du corps. Un bain
Russe offre le spectacle d'une scène indescrip-
tible. Des personnes des deux sexes, des vieux
et des jeunes sont là complètement nues, jouissant
de la liberté du bain en même temps et tout
ce monde rit, cause, se bouscule, se jette de l'eau
chaude sur le corps et se flagelle mutuellement.
Puis tous vont dans le même costume se rouler
dans la neige ou se plonger dans l'eau froide.

M. Stephens, dans ses *"Incidents de voyage en
Grèce, en Russie en Turquie et en Pologne"* raconte
ainsi ses impressions personnelles à ce sujet:
"Le cocher me conduisit dans un des faubourgs
de Moscou et s'arrêta devant une grande construction en bois d'où s'échappaient, par toutes
les ouvertures des filets de vapeur. A l'entrée se
tenaient plusieurs hommes demi-nus dont l'un

me conduisit dans une chambre particulière pour
m'y déshabiller puis m'emmena dans une autre
pièce à l'extrémité de laquelle se trouvait un
poêle allumé et un appareil spécial pour la
vapeur. Je connaissais parfaitements les bains
turcs mais la pire température que j'y ai
subie me parut alors ressembler à la douce brise
d'un vent du sud en comparaison avec la chaleur
qui régnait dans cette pièce. L'homme me fit
placer au milieu, ouvrit la porte de l'étuve et y
jeta un plein sceau d'eau, une vapeur épaisse
sortit aussitôt comme un gros nuage et remplit
toute la chambre. Je dus monter alors sur une
plate-forme haute d'environ trois pieds et j'eus
le corps frotté avec une brosse trempée dans le
savon et l'eau chaude et cela avec une telle
énergie qu'un nègre en serait devenu blanc, puis
je reçus plusieurs douches d'eau chaude. L'homme
alors me fit monter sur une haute plate-forme,
me fit coucher sur un banc à peu de distance du
plafond et commença à me fouetter de branches
feuillues de bouleau trempées dans l'eau chande.
Il faisait aussi chaud que dans un four ; la vapeur
qui m'avait presque suffoqué en bas, montait
au plafond et ne trouvant pas d'issue m'enve-
loppait tout entier, une brûlant le corps. Quand

j'enlevai mes mains que j'avais tenues jusque là sur mon visage, il me sembla que la peau se détachait. Presque agonisant, je criai à mon bourreau de me lâcher, mais il ne comprit pas on ne voulut rien entendre et il continua à me flageller à un tel point que, presque enragé, je me levai et l'envoyai promener d'un coup de poing. Je descendis alors de l'estrade, mais je n'étais pas encore au bout et comme je courais affolé vers la porte, je reçus tout un bassin d'eau froide sur le corps. J'avais la peau si brûlante que l'eau siffla en me touchant; alors l'homme s'approcha avec un autre bassin d'eau et je puis comprendre — ce qui m'avait toujours paru un conte — la satisfaction inouie et le parfait bien-être qu'une Russe trouve, même en plein hiver, à sortir de son bain brûlant pour aller se rouler dans la neige. Les traits renfrognés de mon baigneur se détendirent quand il vit le changement qui se faisait en moi. Je regagnai alors mon cabinet, où je me reposais sur un divan pendant une heure et je sortis enfin rajeuni, plein de vie, complètement métamorphosé."

Bien des monarques russes furent de fervents adeptes de la verge, et se montrèrent particuliè-

rement ingénieux dans les tourments qu'ils infligèrent à ceux qui les entouraient. On sait que
sous le règne de Pierre Ier, ce monarque avait
coutume de punir les nobles dont il avait à se
plaindre en donnant un ordre par lequel il était
intimé à tout le monde de les considérer comme
fous. Dès ce moment l'infortunée victime, bien
que jouissant de ses facultés intellectuelles, devenait aussitôt la risée de toute la cour ; le noble
ainsi puni jouissait du privilège de pouvoir dire
tout ce qui lui plaisait, mais ce privilège n'était
pas sans offrir un certain péril car le pseudo-
fou n'en risquait pas moins la bastonnade ou la
flagellation. Tout ce qu'il faisait était tourné en
ridicule ; ses plaintes considérées comme des
plaisanteries ; on riait de ses sarcasmes et on les
donnait comme des preuves indubitables de sa
folie. L'Impératrice excellait à ce jeu cruel et y
mettait parfois tant d'originalité que l'on ne
pouvait s'empêcher d'en rire. Une de ses inventions
les plus bizarres en ce genre fut l'ordre donné
à un prince qui s'était rendu coupable d'un
assez mince délit de se transformer en poule.
Dans ce but, l'Impératice fit remplir de paille
une grande corbeille qu'elle ordonna d'arranger
comme un nid en y plaçant des œufs ; cette

corbeille fut mise bien en vue dans une des salles les plus fréquentées du palais. Le prince reçut l'ordre de s'y placer sous peine de mort en cas de refus, et de se couvrir de ridicule en imitant le caquetage de la poule.

Catherine fut aussi une fervente de la verge et fit un jour fouetter une de ses dames d'honneur coupable d'indiscrétion ; cette dame d'honneur avait été la confidence de son impériale maîtresse dans l'une de ses nombreuses intrigues d'amour. Elle était sur le point de se marier et ne sut pas garder son secret auprès de son fiancé. Elle lui avait donc narré par le menu l'affaire de cœur de l'impératrice mais elle avait omis pour son malheur de lui recommander en même temps le secret; le dit secret n'avait donc pas tardé à être divulgué et le bruit des conversations sur ce propos ne tarda pas à parvenir jusqu'aux oreilles de Catherine. Celle-ci ne chercha pas d'où pouvait venir l'indiscrétion, elle savait quelle en était la source et feignant de ne rien savoir elle mit au contraire tout en œuvre pour hâter le mariage de la dame. Quand le mariage eut été célébré, et que le couple, la cérémonie terminée, se fut retiré dans la chambre nuptiale, l'Impératrice envoya six femmes (ou, ce qui est

plus vraisemblable, six hommes habillés en femmes)
qui demandèrent à entrer dans la chambre au
nom de la reine et se saisissant de la jeune
mariée, lui infligèrent une très sévère flagellation,
et cela devant le mari qui dut assiter en simple
spectateur à ce châtiment, donné à sa femme,
par un raffinement de cruauté, sur ses propres
genoux. Quand les bourreaux eurent fini, ils
dirent à leur victime de la part de la reine qu'en
cas de récidive, elle serait envoyée en Sibérie.

La dite impératrice ne dédaignait pas de manier
elle-même la verge ; c'était pour elle un passe-
temps ou mieux une passion. Elle fouettait ses
femmes de chambres, ses coiffeurs, ses valets
de pied quand elle s'ennuyait et cela avec le
plus d'ardeur possible. Par manière de passe-
temps elle donnait même le fouet à ses dames
d'honneur. Elle les forçait, dit-on, à s'habiller
comme des enfants et à agir comme telles ; elle
se disait alors leur maman et se mettait à les
fouetter. D'autres fois elle s'improvisait gouvernante, forçait ses femmes à apprendre des leçons
impossibles à retenir et les fouettait pour leur
soi-disant négligence. On rapporte qu'elle poussait cette folie si loin que ses dames avaient
coutume quand elles devaient se rendre à cette

école de fantaisie au Palais d'hiver, de se préparer
d'avance et de ne se présenter à leur Impératrice
qu'en un costume ad hoc et tout prêt pour une
flagellation commode. Parfois elle prétendait être
une dame romaine entourée de ses esclaves qu'elle
fouettait elle-même ou faisait se fouetter mutuellement, se livrant en même temps à mille
autres excentricités. Quelque fois elle visitait
incognito de nobles familles et insistait pour que
les toutes jeunes filles qui pouvaient s'y trouver
fussent fouettées devant elle sous le prétexte le
plus futile et souvent se livrait de ses propres
mains à ce sport particulier. Elle avait d'ailleurs
d'autres amusements d'un genre également bien
spécial. A Oranienbaum elle allait chasser, habillée en homme, préférant monter à cheval en
cavalier toutes les fois qu'elle pouvait le faire.
La selle de ses chevaux était arrangée dans ce but.

Le grand duc au même temps s'amusait également de la même façon. Il s'exerçait souvent
à fouetter toutes les personnes qui se trouvaient
dans la chambre, il faisait courir les valets d'un
coin de la pièce à l'autre tandis qu'il maniait
un immense fouet de cocher. Il faisait des orgies
nocturnes avec ses domestiques. Tout le monde
buvait jusqu'à ivresse complète et bientôt les

domestiques oubliaient qu'ils se trouvaient avec leur maître et que ce maître était le grand duc, si bien que son Altesse devait avoir recours au fouet ou au bâton pour les ramener au sens des convenances.

Golovin rapporte plusieurs histoires au sujet de la férocité du tzar Nicolas Ier. En voici une qui donnera le ton des autres : A l'école préparatoire des gouvernantes pour l'Institution des Orphelines de St.-Petersbourg, une jeune dame se trouva un jour dans une position intéressante. Le directeur cependant très curieux, bien qu'ayant eu vent de l'aventure, ne pouvait désigner la coupable. L'Empereur vint donc en personne faire une enquête et ayant rassemblé toutes les élèves leur déclara que si la coupable ne se déclarait pas elle-même il les ferait toutes visiter par le médecin et flageller ensuite. Si la coupable avoue, ajouta-t-il, elle recevra son pardon. Personne ne se présenta ; le tzar entra alors dans une violente colère. Comme il passait ensuite dans un corridor, une des élèves vint se jeter à ses pieds et lui déclara que pour sauver ses compagnes de l'affront dont elles étaient ménacées, elle venait se déclarer coupable mais Nicolas la repoussa du pied en lui criant : "Il est trop tard !"

Le peuple gémissait alors tout entier sous la verge impériale. L'Empereur commettait mille abus contre ses courtisans qui se vengeaient à leur tour sur leurs subordonnés et cela se continuait jusqu'en bas de l'échelle sociale . . .

"Le paysan russe est battu par tout le monde ; par son maître quand celui-ci veut bien s'abaisser jusqu'à lui ; par le régisseur ou par le staroste, par les autorités publiques, par le premier passant venu si celui-ci n'est pas un paysan. Le pauvre homme n'a pas la ressource comme les autres de se retourner sur une victime à moins que ce ne soit sur sa femme ou sur son cheval, et ceux-là il les étrille d'importance" : Telle est la peinture que fait Golovin des mœurs du temps où il vivait et il devait les bien connaitre puisqu'il était lui-même un sujet russe. "Quel heureux sort, s'écrie-t-il est celui des nobles russes ! Ils vivent comme des rois ou comme des demi-dieux ! Un noble retiré dans ses états avec une belle femme, à la tête de plusieurs milliers de paysans, ayant de grands revenus, passe des jours de joie et mène une existence qui n'a pas sa pareille au monde. Vous êtes souverain absolu sur vos états ; tout s'incline et tremble au son de votre voix. Si vous ordonnez que Pierre ou Jean reçoive

cent ou deux cents coups de bâton, votre ordre
sera exécuté et son dos deviendra aussi noir que
du charbon. Vous n'aurez qu'à jeter votre mouchoir à la femme qui vous plaira : vous n'êtes
pas un sultan pour rien. "

Dans les prisons d'état, les cas de flagellations
sont fréquents et le public en ignore le plus
grand nombre. Ce fait nous est révélé en partie
par M. Pernet, un Français résidant en Russie
qui ayant eu le malheur d'éveiller les soupçons
de la police locale par certaines paroles impru-
dentes, fut jeté en prison. Il fut relâché grâce
à l'intervention de son ambassadeur, sans un
seul mot d'explication et avec l'ordre de quitter
sur le champ le territoire russe. Pendant son
séjour en prison, ainsi qu'il le raconte, il n'était
séparé que par une mince cloison de la pièce
où de malheureux serfs étaient torturés à la
requête de leurs maîtres, et eut ainsi l'occasion
d'apprendre les secrets de la prison et de pouvoir
témoigner de l'usage excessif que l'on y fait de
la verge. Parmi les malheureuses victimes qu'il
vit fouetter, furent deux pauvres jeunes filles
qui travaillaient sous les ordres d'une fashionable
modiste de Moscou et qui furent fouettées devant
leur maîtresse pour avoir transgressé la régle

de sa maison : "pas d'amoureux !" et avoir eu l'audace d'y introduire leurs amants. La maitresse se tenait auprès d'elles, excitant le bourreau à frapper plus fort et les pauvres filles ne reçurent pas moins de cent quatre-vingts-coups.

On le voit, la flagellation dans l'empire russe n'est pas une plaisanterie.

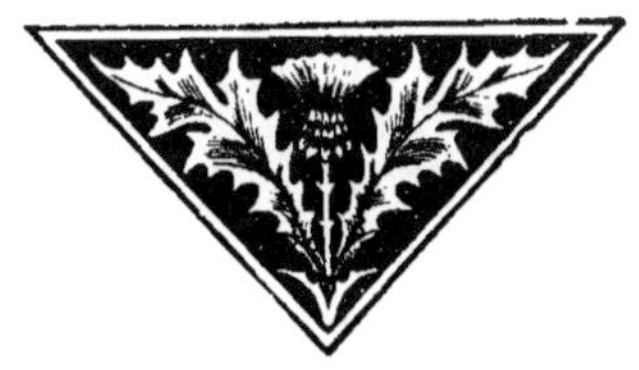

La flagellation en Russie

(SUITE).

APRÈS LE BAL.

Anecdote historique.

AVENTURE D'UNE DAME APRÈS UN BAL A SAINT-PÉTERSBOURG.

Il fut un temps pendant le règne du czar
Nicolas où la voix publique désignait unanime-
ment comme étant la plus belle femme de Saint
Pétersbourg, Madame Vera Lobanoff jeune épouse
d'un seigneur terrien immensément riche qui
possédait un vaste domaine et des centaines de
serfs dans l'une des provinces du Sud de la Russie.

Monsieur Lobanoff avait une demeure magnifique à Saint-Pétersbourg et le couple y vivait
la plus grande partie de l'année.

C'était un homme gros et lourd, de trente-
cinq ans, d'allure assez avenante mais ayant
une figure aux traits grossiers et sensuels. Il
était tout à fait sans éducation, avait des goûts
plutôt bas et comme il menait une vie de débauchél

effrénée, il négligeait complètement sa charmante femme que souvant il traitait brutalement.

Vera Lobanoff était de haute naissance mais sa famille était très pauvre et ses parents l'avaient, contre son gré, décidée à prendre pour époux ce rustre inélégant et brutal, mais elle ne l'avait jamais aimé et même après quelques années de cette vie misérable qu'il lui faisait traîner, s'était mise à le haïr cordialement.

Son époux, de son côté, n'avait aucune affection pour elle, mais montrait une violente passion sensuelle à son égard car il ne pouvait qu'admirer quand même la perfection de ses traits aussi beaux qu'au premier jour de leur mariage, son corps admirable et sa taille svelte que n'avaient point gâtée les travaux de la maternité.

Toutes les fois que Lobanoff passait la nuit à la maison, il partageait le lit de sa femme et, dans la journée, sans consulter que son caprice, il exigeait d'elle toutes les satisfactions sensuelles imaginables.

Elle se prêtait docilement à ses exigences, non seulement par l'habituelle soumission d'une femme russe pour son mari, mais aussi par la crainte qu'elle avait de sa brutalité car il n'eut pas hésité à la frapper, si elle n'avait pas obéi.

Vera Lobanoff avait alors vingt-cinq ans. C'était une grande et superbe blonde; sa peau était d'une blancheur de lys, ses yeux d'un bleu très sombre, sa bouche exquise de forme et ses lèvres délicatement rouges recouvraient deux rangées de perles; ses sourcils étaient parfaitement arqués et ses cils longs et recourbés faisaient comme une frange de soie quand elle baissait ses paupières. Ses cheveux étaient d'un blond doré, d'une finesse extrême et très longs, lui descendant plus bas que la ceinture.

Son corps était parfait de formes, ses reins ronds et fermes, sa taille svelte et ses hanches bien développées. Ses mains étaient très fines, avec des doigts longs et des ongles, en amande, très roses.

Une aussi belle et aimable créature ne pouvait manquer d'avoir autour d'elle un grand nombre de galants et, bien entendu, elle n'en manquait pas, certains même étaient du plus haut rang, mais son vainqueur était un grand et beau jeune homme, de deux ans plus âgé qu'elle, Fedor Marylski.

C'était un gentilhomme pauvre et d'un tempérament énergique et aventureux. Il avait fini par s'affilier aux nihilistes et était devenu membre d'une de leurs sociétés les plus dangereuses.

Vera aima Fedor avec autant d'amour qu'elle avait de haine pour son mari. Non seulement, elle était devenu sa maîtresse, de corps et d'âme, mais elle l'avait suivi dans la voie périlleuse où il était engagé et membre de la même société secréte, ignorant d'ailleurs le danger qu'elle courait d'être envoyée en Sibérie, elle s'était donnée toute entière aux intrigues et aux complots des compagnons de son amant.

Comme elle avait un esprit très avisé, une intelligence très vive et disposait de beaucoup d'argent, elle était devenue très vite l'une des têtes du parti et entretenait une correspondance suivie avec les chefs des nihilistes répandus dans toute la Russie.

N'ayant aucun lien familial qui put entraver ses démarches et lui prendre son temps, elle se livrait sans retenu à ses occupations dangereuses et comme elle avait accès dans tous les salons de la haute société pétersbourgeoise, elle pouvait, n'ayant pas encore éveillé le moindre soupçon, être du plus grand secours pour ses amis. Elle savait de suite, en effet, tout ce qui se passait à la cour et dans les autres cercles et put souvent les prévenir et les sauver d'une arrestation imminente.

Tout se passa bien pendant quelque temps. Fedor ne venait jamais à la maison de Madame Lobanoff, mais il la rencontrait à chaque instant en divers endroits et il se passait peu de jours sans qu'ils puissent se ménager quelque instants de liberté pour s'aimer à leur aise.

Malheureusement pour Vera, son amant était un suspect et comme on avait, bien entendu, fini par remarquer son assiduité après d'elle, des soupçons ne tardèrent pas à s'élever sur la nature de leurs relations où l'on pressentait la politique pouvoir tenir sa place à côté de l'amour et la police mise en mouvement s'attacha à ses pas. Comme en Russie les espions se rencontrent dans tout les rangs de la société, Vera n'était pas à l'abri même et surtout dans les millieux aristocratiques où elle fréquentait.

On ne fut donc pas longtemps à découvrir qu'elle entretenait une correspondance suivi avec des nihilistes, et la police finit ainsi par découvrir le secret de ses multiples déconvenues.

Madame Lobanoff, cependant, continuait à vivre dans une bienheureuse ignorance des soupçons qui planaient sur elle, et ne s'arrêtait pas de mener de front les doubles occupations de révolutionnaire et d'amoureuse.

Sur ces entrefaites, un bal de cour fut annoncé comme devant avoir lieu au Palais d'hiver ; elle reçut une invitation. Fedor devait l'y rencontrer et lui confier une lettre très compromettante qui ne pouvait être confiée à la poste et qu'elle passerait elle-même à son destinataire : Alexis Dancovich, un des chefs du parti nihiliste. Rien n'était plus dangereux que d'accomplir une telle mission, mais elle en avait bien souvent accompli de semblables et tandis que ses servantes empressées autour d'elle la paraient pour le bal, elle ne pouvait réprimer de furtifs sourires à la pensée du nouveau tour qu'elle allait jouer à la police impériale.

Quand sa toilette fut terminée et que ses domestiques l'eurent laissée, elle alla se placer devant une grande psyché pour juger de l'effet de sa toilette. Elle portait une robe très riche en satin ivoire, soutachée de galons de soie et à longue traîne ; le corsage en était très décolleté et laissait voir les trésors de sa blanche poitrine. Elle portait au cou un magnifique collier de perles fines qui luttaient de blancheur avec les tons de lys de sa peau et, à ses poignets arrondis plusieurs bracelets étincelants de pierres précieuses. Sa longue et luxuriante chevelure d'or

était enroulée en fines tresses derrière sa tête ;
elle avait de longs gants de chevreau et faisait
jouer dans sa main un large éventail rouge en
plumes d'autruches.

Madame Lobanoff sourit à son reflet ; elle
savait qu'elle était parfaitement belle et la douce
émotion qui l'emplissait à l'idée de voir son
amant dont elle était privée depuis près d'une
semaine mettait dans ses yeux une lumière qui
ajoutait à sa beauté.

Elle était d'un tempérament ardent, voluptueuse
au possible et la pensée d'un tête à tête probable
avec Fedor, n'y eut-elle la joie que d'échanger
quelques rapides et brûlants baisers, la secouaient
toute de frissons de plaisir.

S'enveloppant d'un grand manteau de martre
zibeline, elle descendit et bientôt, frileusement
blottie dans sa voiture que filait comme une flèche
attelée de trois magnifiques pur-sang elle se fit
conduire au Palais d'Hiver.

Son mari ne l'y accompagnait pas et même
ne devait pas paraître au bal. Il considérait ces
fêtes officielles comme fastidieuses et y préférait
les parties qu'il organisait avec ses compagnons
de débauche. Il dînait justement ce soir-là en
leur compagnie avec des demoiselles du corps

de ballet qui, vers la fin du dîner, très émoustillées par le champagne consentiraient volontiers à leur donner le spectacle d'un ballet suggestif, sans *tutus* et même... sans chemise.

L'heure était assez avancée quand Madame Lobanoff arriva au bal et les salons étincelants pouvaient à peine contenir la foule qui s'y pressait.

Bien des jolies femmes étaient là mais elle les éclipsa toutes. Dès son entrée elle attira tous les regards, tandis qu'elle s'avançait avec grâce, sous les feux des lustres qui faisaient scintiller sur sa poitrine et sur ses bras nus les perles et joyaux dont elle était parée.

Fedor la guettait et dès qu'il l'aperçut, il vint vers elle et s'inclinant lui offrit son bras et le beau couple, marchant avec lenteur dans les salons magnifiquement décorés, passa par une suite de nombreux appartements et finit, ayant depuis longtemps, laissé derrière eux tous les danseurs, par gagner un boudoir au bout duquel se trouvait une profonde alcôve, remplie de plantes tropicales aux larges feuilles et de bruyères aborescentes.

Ils y entrèrent et Fedor tira les larges et épais rideaux qui fermaient l'alcôve, les dérobant ainsi tous deux aux regards indiscrets.

L'endroit était plongé dans une obscurité relative et les deux amants unirent leurs lèvres dans un long et passionné baiser puis ils s'étendirent côte à côte sur le divan qui garnissait le fond de ce petit réduit.

— Ma bien-aimée ! comme vous êtes belle ce soir, dit Fedor, qui passant son bras autour de la taille de Vera, lui baisant les yeux, les joues et les lèvres tandis que sa main restée libre s'égarait pour des caresses plus ardentes, entre les deux seins délicats et fermes de sa maîtresse.

— N'ai-je pas amené, mon amour dans un délicieux petit coin, lui demanda-t-il ?

— Oui, bien-aimé, lui répondit-elle à mi-voix.

C'était en effet un réduit bien commode et Vera se sentit mordue au cœur par le désir intense d'une possession plus complète.

Elle se blottit sur sa poitrine et lui rendit ses baisers avec violence.

— Vera ! lui dit Fedor je dois partir demain pour régler des affaires qui font partie de nos plans et j'ai voulu vous avoir à moi tout ce soir.

— Oh ! Fedor, répondit-elle, comment pouvez-vous y songer ?... Quelqu'un peut venir...

— Non, personne ne viendra, lui dit-il.

Leurs lèvres se joignirent... Fedor avait les mains de Vera dans les siennes, tremblantes et moites. Il les lui fit mettre à son cou puis la saisit à la taille, resserrant son étreinte.

Elle résistait doucement et finit par lui dire :

— Mais vous allez froisser ma robe et je ne pourrai plus me présenter au bal.

— Vous aurez le plaisir de danser, ma chérie, et un autre plaisir encore si vous le voulez bien. Nous pourrons le goûter ensemble. Il n'en coûtera rien à votre parure. Faites seulement comme je vous le dirai.

Et, rapidement, avec des mots chuchottès et entrecoupés de mille baisers, il lui apprit cette pose que prennent parfois des amants blasés et qu'une Reine de France dut se résigner à prendre pour permettre, sur l'avis des médecins, à son auguste époux, l'accomplissement fructueux du devoir conjugal. (¹)

Pendant ce petit discours, Vera souriait et elle se prêta de bonne grâce aux exigences de son amour si bien que sa coquetterie put sans être froissée, lui laisser goûter les plaisirs défendus.

Ils retombèrent tous deux sur le divan, s'embrassant à pleines lèvres.

(¹) more canum.

— Maintenant, ma chérie, dit Fedor, causons de nos affaires. Tous nos plans sont dressés et dans dix jours nous frapperons le premier coup pour la conquête de la liberté. J'ai sur moi une lettre pour Alexis Dancovich qui tient en mains toute l'affaire. La lettre est de la plus haute importance et contient les détails les plus minutieux. Il faudra que vous la lui remettiez après-demain au plus tard.

— Je le puis aisément, répondit Vera. Donnez-moi cette lettre et retournons dans les salons où nous ferons un tour de valse.

Fédor tira de sa poche un petit portefeuille de velours, y prit une lettre et la remit à Vera qui la mit dans son corsage.

— Oh! heureuse lettre, dit Fédor, en riant et en l'embrassant.

Elle se mit à rire également, lui frappant doucement la joue avec son éventail et se levant tous les deux, ils se rendirent, bras dessus bras dessous, dans les salons.

Quelques secondes après leur départ, un homme qui se trouvait blotti derrière les larges pots placés dans l'alcôve, se releva du coin où ils s'était caché.

Cet homme était revêtu d'un impeccable habit

de soirée et avait toutes les allures d'un gentleman ;
c'était cependant un espion.

Il ne s'était trouvé là que fortuitement au
moment où les deux amants avaient fait leur
apparition, mais dès qu'il les avait reconnus,
les sachant tous deux suspects, il s'était caché,
pensant bien qu'il surprendrait quelque secret
important.

Il n'avait pas été déçu, car bien que l'obscurité
l'eut empêché de rien apercevoir.. il avait tout
entendu et un sourire assez narquois se dessinait
sur ses lèvres quand il sortit de sa cachette,
surtout en pensant à l'amoureuse comédie qui
s'était jouée si près de lui.

Il se réjouissait surtout à la pensée qu'il
venait de découvrir un dangereux complot des
nihilistes, peut-être dirigé contre de la vie de
l'Empereur et comme il savait que Madame
Lobanoff avait en mains à l'heure actuelle une
lettre importante il se dit qu'il fallait agir de
suite et prévenir ses chefs, sachant bien que son
zèle serait récompensé.

Il passa rapidement à travers les divers appartements, parvint jusqu'à la salle du bal et se
fraya un chemin, en écartant doucement les danseurs, jusqu'à ce qu'il fut arrivé anprès d'un

homme de haute taille, à la barbe et aux cheveux gris, vêtu d'un uniforme vert sombre, qui se tenait appuyé contre la muraille regardant vaguement d'un air ennuyé les couples tourbillonnant devant lui.

C'était le Colonel Orloff, le chef de la police secrète, un homme dont la puissance n'était contrebalancée que par celle de son maître, l'Empereur Nicolas.

L'espion lui dit quelques mots à voix basse; les yeux du Colonel s'allumèrent d'un rapide éclair, et il se mit à causer avec animation avec son subordonné.

Puis, l'espion ayant reçu ses instructions, le Colonel Orloff se promena quelque temps dans le bal, ne quittant pas des yeux Madame Lobanoff et roulant dans son esprit les projets qui l'occupaient pour l'arrestation des nihilistes.

Peu de temps après, il quitta la salle de bal, et se dirigeant vers une autre partie du palais, alla faire son rapport au Czar.

Il alla ensuite donner des ordres à ses officiers de police, prit ses derniers arrangements, puis partit tranquillement.

Il était trois heures du matin, et les invités commençaient à partir, mais Madame Lobanoff ne paraissait pas s'apercevoir de l'heure avancée. Elle s'était délicieusement amusée. Elle avait goûté une volupté intense avec son amant. Elle avait dansé jusqu'à épuisement, et son orgueil, délicieusement chatouillé par les mille compliments qu'elle recevait sur sa personne et sur sa toilette, lui disait qu'elle était bien la reine du bal.

Elle était à ce moment assise sur un divan entouré par une foule d'admirateurs et elle riait et causait avec animation, donnant spirituellement la réplique aux propos qu'on lui lançait.

Elle finit cependant par se lever, un sourire de triomphe dans ses yeux sombres, repoussa d'un mouvement onduleux et plein de grâce la traine de sa robe et saluant ses amis, elle prit le bras de Fédor et quitta la salle de bal.

Fédor la conduisit à l'appartement des dames et la quitta, après une poignée de mains chaleureuse et une dernière recommandation au sujet de la lettre dont elle avait le dépôt.

Dès qu'elle fut prête, elle descendit jusqu'au vestibule et quand sa voiture eut été annoncée, elle y monta, rabattit sur sa tête le capuchon de son manteau et se blottit dans un coin contre les soyeux coussins. Comme il faisait nuit noire, elle ne remarqua pas qu'un étranger était assis sur le siège à côté de son cocher.

Dès que la voiture se fut mise en marche, elle s'endormit et tandis que l'élégant et rapide attelage filait doucement à travers les rues sombres et silencieuses, elle reposait tranquillement, et ne se réveilla qu'au bruit que l'on fit en ouvrant brusquement la portière tandis que la lueur d'une lanterne la frappait en plein visage.

Elle se leva, pensant qu'elle était arrivée à sa demeure, mais en regardant autour d'elle, elle s'aperçut qu'elle était dans une cour qui lui était inconnue. A moitié endormie, elle se frotta les yeux, et au moment même un homme portant le costume d'un sergent de police, lui dit : "Madame, veuillez descendre."

Surprise et indignée, elle répondit: "Je ne descendrai pas. Dites à mon cocher de me conduire chez moi de suite."

— Madame, vous devez descendre et me suivre immédiatement, lui répondit le sergent d'une voix impérative, on vous en dira la raison tout à l'heure."

Dans une étrange confusion d'esprit, elle descendit de voiture et suivit l'homme qui la conduisit après l'avoir fait passer par une porte

massive, par un long corridor et enfin l'introduisit dans un appartement bien éclairé.

La pièce dans laquelle elle se trouvait était
vaste et nue ; les murs en était blanchis et le
plancher couvert de paillassons. Les fenêtres
étaient fermées avec des volets de fer, il y avait
là trois ou quatre bancs, plusieurs chaises de
bois et quelques pupitres. Un homme en uniforme était assis à une table, occupé à écrire
dans un grand registre. Il leva les yeux et
Madame Lobanoff reconnut le colonel Orloff, le
chef de la police secrète.

— Ah ! madame Lobanoff, dit-il. Je vous
attendais. Donnez une chaise à Madame, ajouta-t-il
se tournant vers le sergent qui apporta immédiatement une chaise à Vera. Celle-ci s'y laissa
tomber prise d'un indéfinissable sentiment de
terreur.

— Où suis-je ? Pourquoi m'a-t-on amené ici ?
demanda-t-elle d'une voix tremblante.

— Vous êtes au bureau de police, Madame,
lui répondit le colonel Orloff et vous allez savoir
de suite pourquoi vous y avez été amenée.

Elle ne put retenir un frisson mais garda le
silence car elle ne soupçonnait en aucune façon
qu'on ait pu trouver quelque chose contre elle.

Le colonel continua :

— Vous étiez surveillée par nous pendant quelque temps et nous connaissons toutes vos relations secrètes avec les nihilistes. Maintenant donnez-moi la lettre que vous avez sur vous.

Vera eut comme un éblouissement. Elle se sentit envahir par un effroi terrible à la pensée que tous ses complots étaient connus, frémit de la tête aux pieds et devint d'une grande pâleur, mais comme elle se dit que si elle refusait de donner la lettre, on la lui prendrait de force, elle la tira après un moment d'hésitation de sa poitrine et la tendit au sergent qui l'apporta à son chef.

Celui-ci la lut attentivement un sourire de satisfaction sur son visage. Il tenait en mains, ayant cette lettre, tous les fils du complot. Faisant signe au sergent de s'approcher, il lui donna des ordres à voix basse. Le sergent s'inclina et sortit.

Pendant le temps Madame Lobanoff se tenait toute pâle et tremblante sur la chaise, serrant convulsivement ses mains et fixant ses regards terrifiés sur le colonel.

Celui-ci se tournant enfin vers elle lui dit :

— Cette lettre est de la plus haute importance.

Elle me donne tous les détails du complot et les noms de tous les coupables. Avant deux heures, vos amis Fedor Marylski et Alexis Dancovich seront entre nos mains et dès demain prendront le chemin de la Sibérie.

Le cœur de Vera lui sauta dans la poitrine, elle se dit que son sort serait pareil et la pensée des horreurs de l'exil en Sibérie la glaça. Elle frissonna puis éclata en sanglots. Des larmes abondantes coulèrent sur ses joues et elle se cacha le visage dans ses mains, prise d'un absolu désespoir.

Le colonel Orloff continua :

— J'ai reçu des instructions en ce qui vous concerne, Madame. Sa Majesté impériale le Czar a bien voulu dans sa clémence ne pas vous envoyer en Sibérie ...

Vera tressaillit en entendant les mots.

... mais vous n'en recevrez pas moins votre châtiment. Sa Majesté a donné l'ordre de vous infliger une peine corporelle. Vous recevrez donc vingt-quatre coups de verge et cela de suite, ici-même, sur votre croupe nue.

Madame Lobanoff en entendant prononcer cette sentence sévère et honteuse, ne put en croire ses oreilles ; cela lui parut pire que l'exil.

Elle se dressa toute droite, laissant tomber son manteau de dessus ses épaules, ses joues si pâles devinrent écarlates, ses yeux se dilatèrent d'horreur tandis que sa poitrine se soulevait et s'abaissait comme si elle étouffait.

— Oh! s'écria-t-elle. Vous ne ferez point subir une pareille torture et un tel affront à une femme de ma position.

— Une femme de votre position! répéta le colonel Orloff. Laissez-moi vous dire, Madame, que des femmes d'un position beaucoup plus élevée que la vôtre sont venues ici et y ont été fouettées pour s'être mêlées d'intrigues politiques.

Cela était vrai et Madame Lobanoff n'était pas sans avoir entendu quelques bruits sur ces traitements infligés à des dames de la haute aristocratie. Toute son assurance tomba et elle comprit qu'elle devait perdre tout espoir. Elle regarda autour d'elle comme une bête traquée cherchant à s'échapper, les couleurs vives de son visage s'en allèrent, et elle devint blanche comme un linge. Un voile obscurcit ses yeux, ses oreilles bourdonnèrent, ses jambes tremblèrent sous elle et elle faillit s'évanouir.

Le colonel Orloff toucha un timbre et quatre

hommes en uniforme entrèrent aussitôt dans la pièce. L'un d'eux était un médecin et les trois autres des gardiens de prison. Un de ces derniers portait une verge du modèle de celles que l'on emploie dans toutes les prisons de la Russie.

Un intense sentiment d'horreur envahit Madame Lobanoff à l'idée que son corps serait exposé devant tous ces hommes, ses joues redevinrent pourpres, elle se mit à pleurer amèrement et se tordit les mains comme agonisant de honte.

Le colonel fit un signe et l'un des gardiens, un géant de plus de six pieds de haut, s'approcha, saisit les bras de Madame Lobanoff et les faisant passer par dessus ses épaules la souleva ainsi de terre étendue sur son dos.

Il se courba légèrement en avant si bien qu'elle se trouva ainsi dans la position voulue pour recevoir convenablement les coups.

Saisie de rage, pleine de dégoût et de terreur, elle se débattit démesurément pour délivrer ses poignets de la robuste étreinte de l'homme mais ce fut en vain. Le gardien, écartant un peu les jambes se campa solidement inébranlable comme un roc et Madame Lobanoff voyant que tous ses efforts étaient inutiles, s'arrêta.

Un second gardien s'approcha alors pour la devêtir. Relevant la longue traîne de sa robe, il la plaça sur le cou de la victime, puis ce fut le tour des soyeux jupons, de la chemise délicate et fine, jusqu'au pantalon dont la fente largement ouverte laissait voir la croupe blanche. Comme il fallait mettre celle-ci complètement à nue, l'homme passa ses mains brutales sous le ventre de Vera, y dénoua les cordons qui retenaient le pantalon et tira celui-ci en le rabbattant sur les jambes.

Quand Madame Lobanoff se sentit nue depuis la ceinture jusqu'aux genoux, son visage devint cramoisi, ainsi que son cou et ses épaules. Elle recommença à se débattre et la honte et la frayeur la fireut crier.

Enfin, lassée, elle s'arrêta, et resta tranquille sur le dos du gardien qui la maintenait solidement. Sa longue chevelure s'était dénouée et pendait de tous côtés lui cachant en partie le visage. Elle serrait ses cuisses étroitement tandis que sans arrêt de violents sanglots soulevaient sa poitrine.

Le corps de Madame Lobanoff eut pu servir de modèle à un sculpteur. Les deux hémisphères de sa croupe que sa position mettait en relief, ses cuisses magnifiques telles deux colonnes d'albâtre et ses mollets puissants qui semblaient vouloir faire craquer les bas de soie qui les enveloppaient, toute cette partie de son corps dénudé montrait quelle femme exquise de formes elle était. Les jarretières qui maintenaient ses bas était de satin bleu et ses bottines à haut talon étaient de satin blanc.

Tout était prêt pour le supplice. Le gardien qui portait la verge vint se placer à droite de la victime, attendant pour commencer, le signal de son chef.

La verge dont il allait se servir avait trois pieds de long, et se composait de six branches dures et souples couvertes de bourgeons. L'aspect de cet instrument était terrible et bien certainement la flagellation qui allait être infligée à Madame Lobanoff ne serait pas une plaisanterie.

Pauvre femme! quelques heures auparavant, son beau corps se tordait dans les spasmes de la volupté et dans quelques secondes, elle allait se tordre encore de douleur.

Le Colonel Orloff fit un signe et le gardien levant son bras très haut laissa retomber la verge qui siffla dans l'air et vint s'abattre sur la chair ferme et rebondie. Celle-ci frémit sous le coup. La victime fit entendre un cri sourd, elle s'agita couvulsivement et un même temps une longue raie rouge apparut sur sa chair fine et blanche.

La verge terrible maniée par un bras puissant s'élevait et s'abaissait avec une régularité effrayante sur cette pauvre chair tremblante. Les raies pourpres se dessinaient maintenant dans toutes la directions et Madame Lobanoff tordait tout son corps à chaque coup.

A mesure que s'avançait le châtiment, la couleur de la peau devenait d'un rouge plus sombre, les raies à leur tour paraissaient livides et formaient des ecchymoses en relief sur la chair. Les marques pourpres faites par les bourgeons apparaissaient de plus en plus nombreuses et quand les douze premiers coups eurent été donnés, la peau déchirée en plusieurs endroits laissait couler de larges gouttes de sang.

Les gardiens changèrent de place ; celui qui tenait relevés les vêtements de la victime vint se placer à gauche ; celui qui tenait la verge vint à droite pour donner, de ce côté, les douze autres coups, de sorte que chaque partie de la croupe reçut part égale. De nouveau la verge siffla dans l'air. A chaque coup qui tombait sur son corps endolori, les cris de la malheureuse devenaient plus violents et ses tortillements de hanches et les soubresauts de ses reins ressemblaient à des convulsions. Le gardien qui la frappait, parfaitement insensible continuait froidement sa besogne sans donner le moindre signe d'émotion. Il avait l'air d'un automate. On lui avait ordonné de fouetter sévérement cette femme, il accomplissait consciencieusement cet ordre.

Swish !... Swish !... Swish !... La verge tombe et la femme poussant des cris d'agonie jetant ses jambes de tous côtés et à un moment elle écarte, en suant, ses cuisses à tel point qu'il s'en faut de peu que la verge n'aille la frapper à un endroit affreusement sensible.

Swish!... Swish!... Swish!... les raies livides se rapprochent l'une de l'autre, se croisent et s'entrecroisent, les cris de la victime deviennent de plus en plus violents et ses soubresants et ses tortillements deviennent si furieux que le gardien qui la maintient sur son dos est sur le point de perdre son équilibre mais le dernier coup venait de tomber.

On ne la relâcha pas de suite. Criant sur le dos du gardien, elle continue à remuer les jambes et à crier.

La surface entière de sa croupe était cramoisie, couverte d'un réseau de longues raies livides. Le sang qui coulait des endroits déchirés descendait jusqu'à ses cuisses dont la blancheur marmoréenne contrastait étrangement avec la couleur ardente des fesses.

Vera avait reçu une flagellation des plus sévères et elle avait enduré une souffrance aigüe à un tel point que si elle n'avait pas été jeune et vigoureuse, elle se serait certainement évanouie.

— Lâchez-la! commanda le colonel Orloff.

L'homme qui retenait les vêtements les laissa retomber, et celui qui la tenait sur son dos desserrant son étreinte lui lâcha ses poignets, mais dès que ses pieds touchèrent le plancher, elle sentit ses jambes se dérober sous elle et elle tomba, continuant à gémir et à crier.

Le médecin prit une timbale qu'il remplit d'eau fraîche et passant son bras autour de la taille de Vera il la releva un peu et lui tendit la timbale qu'elle vida avec avidité. Puis il lui tâta le pouls, essuya son front couvert d'une sueur froide et lui baigna le visage d'eau fraîche.

Il se tourna ensuite vers le Colonel Orloff et lui dit nonchalamment : — La voilà remise.

Les premiers effets sont passés et elle va pouvoir regagner son domicile.

Le colonel répondit par un signe de tête et le docteur et les trois gardiens quittèrent la pièce, laissant Madame Lobanoff qui gisait sur le plancher, gémissant et sanglotant.

Le colonel la regarda sans manifester dans ses regards la moindre pitié puis se remit à écrire.

Après un moment ses douleurs se calmèrent un peu, bien que sa peau déchirée par endroits continuât à brûler et à la faire gémir, mais à sa souffrance corporelle venait s'ajouter un sentiment intense de honte à la pensée qu'elle s'était ainsi trouvée nue devant plusieurs hommes en même temps qu'elle se sentait dégradée par le châtiment spécial qu'elle avait subi.

Elle demeurait donc comme inanimée sur le plancher, le visage dans ses mains faisant entendre une plainte monotone.

A la fin le colonel Orloff perdit patience et il lui dit durement: " Madame, il y a assez longtemps que vous êtes ici à pleurer. Levez-vous et rajustez vos vêtements."

Elle se leva lentement, une chaleur lui monta au visage et prenant son pantalon qu'elle avait rejeté au loin, au milieu de ses convulsions, elle se détourna un peu et le revêtit. Puis de ses mains tremblantes elle refit comme elle put les tresses dénouées de sa longue chevelure.

— Madame Lobanoff, dit le colonel Orloff à la pauvre femme tremblante et gémissante qui se tenait devant lui, vous venez de recevoir une dure leçon. J'espère qu'elle vous profitera. Nous continuerons à vous surveiller et si vous persistez à faire partie d'une société secrète ou à servir de truchement pour l'échange de correspondances entre les nihilistes, vous serez probablement déportée en Sibérie. Mais, en supposant même que vous soyez encore assez heureuse pour échapper à un tel sort, vous serez conduite ici de nouveau et y recevrez une flagellation plus sévère encore. Maintenant, vous pouvez partir.

Il toucha un timbre et le sergent de police entra.

— Conduisez Madame Lobanoff à sa voiture, dit le colonel.

Le sergent prit le manteau de Vera, le lui plaça sur les épaules et lui faisant signe de le suivre quitta la pièce.

Elle marchait derrière lui à pas comptés, des larmes coulaient abondantes sur ses joues. Chaque mouvement lui arrachait une plainte et la pression même de ses vêtements sur la chair endolorie la faisait souffrir.

Sa voiture l'attendait dans la cour et ni son cocher ni son valet de pied n'avaient le moindre soupçon de ce qui avait pu arriver à leur maîtresse.

Le sergent aida Madame Lobanoff à monter dans sa voiture et dit au cocher de la ramener chez elle. La lourde porte fut ouverte et les chevaux partirent au galop.

Vera ne pouvait s'asseoir. Elle se mit à genoux, appuyant sa tête sur les coussins, pleurant sans s'arrêter, de douleur et de honte. Un quart d'heure après, elle était chez elle.

En arrivant, elle descendit de voiture avec peine et gravit lentement les escaliers jusqu'à sa chambre à coucher où elle trouva une de ses femmes qui l'attendait. A sa grande joie elle apprit que son mari n'était par rentré.

Elle renvoya la domestique et se déshabilla elle-même. Son pantalon était taché par le sang qui coulait encore. Elle remplit un bassin d'eau fraîche et baigna quelques minutes sa pauvre croupe saignante et endolorie. Ce bain la rafraîchit et calma un peu sa souffrance.

Après s'être changée avec précaution, elle

enferma son pantalon taché dans un tiroir, mit son peignoir et s'étendit sur le lit enfouissant son visage dans les oreillers pour y pleurer à son aise avec rage, avec passion.

Elle finit cependant par se calmer et complètement à bout de forces malgré les rappels cuisants qui de temps à autre la secouaient des pieds à la tête, elle s'endormit.

Vers onze heures du matin, elle fut réveillée par sa domestique qui lui apportait comme d'habitude une tasse de thé et dès qu'elle fut seule, elle sortit du lit, vint vers la psyché et relevant son peignoir et sa chemise, regarda par dessus son épaule sa pauvre croupe meurtrie.

La vue en était horrible et Madame Lobanoff frissonnant ne put retenir un cri d'épouvante.

La couleur cramoisie avait fait place à du rose clair, les raies livides faisaient encore saillie de place en place. Des cicatrices rouges s'étaient formées aux endroits où la peau était déchirée et toute la surface de la croupe étaient couverte d'ecchymoses.

Elle passa sa main sur sa chair meurtrie, ce qui la fit crier. Le moindre mouvement d'ailleurs lui arrachait une plainte.

Les larmes s'échappèrent de ses yeux, son

visage s'empourpra, son cœur battit avec violence tant la colère en même temps que la honte l'agitaient à la vue des marques dont elle était couverte à la suite de sa torture cruelle et indécente ; ce qui la consolait un peu c'était de penser qu'elle n'était pas la seule "dame" à Saint-Pétersbourg qui ait enduré un tel traitement.

Se sentant trop faible et incapable de s'habiller, elle retourna se coucher pour essayer de dormir encore.

Mais elle ne goûta pas longtemps son repos car cinq minutes après, la porte s'ouvrit et son mari entra dans la chambre, vêtu de la plus rudimentaire façon, de sa seule chemise de nuit.

Marchant vers le lit, il dit : — Eh bien ! Vera, je suis tout heureux de vous trouver enfin éveillée. Je suis venu plusieurs fois déjà et vous dormiez. J'espère que je suis un mari bien complaisant car je n'ai pas interrompu votre sommeil et cependant je mourais du désir de vous embrasser, ajouta-t-il en riant.

Vera fut effrayé de l'entendre parler ainsi car elle ne désirait pas que son mari s'aperçoive du châtiment qu'elle avait enduré.

S'écartant donc de lui, elle lui dit d'une voix faible.

— Vous ne pouvez pas me toucher aujourd'hui.

Son mari fronça méchamment les sourcils et lui répondit d'un ton colère.

— C'est absurde ! Je ne vous crois pas. Vous voulez vous moquer de moi.

Il s'approcha près du lit, voulut la prendre dans ses bras.

Elle se débattit ce qui lui donna de vives douleurs si bien qu'elle se mit à crier. — Oh ! laissez-moi. Je suis vraiment très malade.

Il la regarda alors et s'aperçut qu'elle était en effet très pâle et que ses paupières étaient rouges et gonflées.

— En effet, dit-il en grommelant. Qu'avez-vous donc ?

Elle comprit qu'elle ne pouvait se dérober et les joues brûlantes, les yeux baissés, elle lui raconta ce qui lui était arrivé cette nuit même au poste de police.

Il l'écoutait attentivement et quand elle eut fini, il la fixa quelques secondes, mais au lieu de s'indigner d'un tel traitement infligé à sa femme, ou de ressentir quelque pitié à l'idée de ce qu'elle avait pu souffrir, il parut s'en amuser.

Éclatant de rire, il lui dit : "Cela vous fera du bien. Je connaissais vos intrigues avec les nihilistes et je me doutais bien qu'il vous en cuirait quelque jour. Vous n'êtes pas la seule femme du monde qui ait eu une entrevue aussi désagréable avec le colonel Orloff; mais vous vous en êtes en somme tiré à bon compte car on pouvait vous envoyer en Sibérie."

Puis, il ajouta: " Laissez-moi voir " et la retournant, il lui releva la chemise et inspecta sa croupe défigurée.

— Eh! bien, ils vous ont arrangé d'une drôle de façon, lui dit-il. Vous ne pourrez pas vous asseoir avant quelque temps. Mais il ne faut pas que je ressente de ce fait une privation quelconque et que cela vous plaise ou non, je vous veux à moi.

— Oh! non, non! cria-t-elle. Je souffre trop. Votre contact me causerait une torture intolérable.

La frayeur de la femme semblait l'amuser.

— Mais je ne toucherai pas à votre endroit sensible, obéissez-moi seulement ou sinon je vous pincerai.

Et le brutal la contraignit à céder à ses désirs, la soumettant sans scrupule aux raffinements de sa volupté bestiale, n'essayant même pas de lui épargner la plus légère fatigue. Il semblait, au contraire, prendre un cruel plaisir à contempler sur son visage les signes de la douleur qu'il lui causait.

Quand il se fut ainsi satisfait, il la laissa. Madame Lobanoff alors put s'étendre à son aise et dormir.

A une heure elle se leva, prit un bain, s'habilla elle-même en partie et s'enveloppa d'un peignoir de soie. Elle se sentait trop faible et souffrait trop pour quitter la chambre où elle passa la journée très mal à son aise et gémissant à tout moment. Elle ne pouvait ni lire ni se remuer, ni s'asseoir, si bien qu'elle se coucha le plus tôt possible, tout heureuse à la pensée que son mari ne lui tiendrait pas compagnie.

Le lendemain elle se réveilla un peu réconfortée. Les marques livides commençaient à disparaître de sa chair était devenue moins sensible. En quelques jours, la peau se cicatrisa tout à fait et dix jours suffirent pour lui rendre sa finesse et sa blancheur.

Son mari venait chaque matin lui rendre une visite intéressée sour le fallacieux prétexte de prendre des nouvelles.

Madame Lobanoff cessa de faire partie d'une société secrète, elle rompit entièrement avec les nihilistes et abandonna les intrigues politiques de toutes sortes. Rien n'aurait pu la décider à s'exposer de nouveau aux coups de la terrible verge.

Elle ne revit jamais Fedor Maryski à la mémoire du quel elle resta fidèle pendant quelque temps. Pourtant elle finit par accepter les consolations d'un nouvel amant, un jeune officier de la garde impériale.

Plusieurs années elle continua d'être une des beautés en vue de la capitale de l'empire russe mais elle n'oublia jamais sa visite au Bureau de Police la nuit de Bal au Palais d'Hiver.

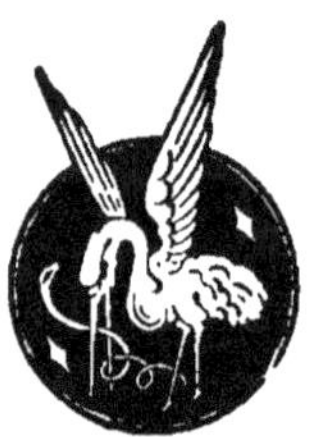

La flagellation en Russie

(SUITE).

UNE PRISON EN SIBÉRIE.

UNE VISITE DANS UNE PRISON
EN SIBÉRIE.

Copie d'une lettre écrite par un jeune médecin anglais,
voyageant en Sibérie, à un ami intime de Londres.

Tomsk, Sibérie Orientale,
25 Juillet 1880.

Mon cher ami,

Je suis ici depuis une semaine, me reposant
de mon long et fatiguant voyage depuis Tobolsk.
Durant tout le trajet, la température a été très
chaude, les moustiques m'ont fort importuné et
les relais de poste dans lesquels j'ai dû séjourner
chaque nuit ont tous été d'une répugnante
saleté et d'un manque de confortable dont vous
ne sauriez vous faire une idée.

Tomsk où je suis pour le moment, capitale
du district, est situé sur la rivière Obi. La popu-

lation très mélangée est d'environ 15000 habitants. C'est une ville construite très irrégulièrement, des maisons dispersées, des rues étroites. Il y a cependant des édifices publics assez vastes et de belles boutiques. J'ai pu trouver un hôtel très convenable où j'ai fait le jour de mon arrivée un repas excellent qui a été, je puis le dire, fort bien venu après tous les ennuis et toutes les fatigues que j'avais endurées en cours de route.

Près de la ville se trouve une grande prison qui contient à l'heure actuelle 500 condamnés, 300 hommes et 200 femmes. Ces condamnés sont envoyés ici de tous les coins de la Russie et tous ont à accomplir une longue période de détention pour des crimes graves.

Il y a également un assez grand nombre de nihilistes des deux sexes mais ils sont séparés des criminels de droit commun, bien que soumis à la même discipline.

Ayant lu de nombreux écrits et beaucoup entendu parler des prisons de la Sibérie, je désirais très vivement en visiter une, afin de comparer leur régime avec celui des prisons d'Angleterre. Vous savez d'ailleurs que j'ai été pendant trois ans médecin dans une prison, et comme j'avais cette bonne fortune de posséder une lettre d'introduction auprès du gouverneur, le colonel Boris, je la lui fis porter en même temps qu'une note faisant connaître ma qualité de médecin anglais, ancien médecin dans une prison en Angleterre, ajoutant que je considèrerais comme une faveur toute spéciale d'être autorisé à faire une visite à celle dont il avait le gouvernement, désireux que j'étais de me rendre compte *de visu* du régime pénitentiaire en Sibérie.

Le même jour dans l'après-midi, le colonel Boris m'envoyait sa réponse, écrite en français, m'invitant à visiter la prison le lendemain, à midi et demi, heure du repas des prisonniers, et pendant laquelle je pourrais les voir dans leurs cellules.

Le lendemain, à l'heure indiquée, je me fis conduire à la prison qui se trouve à environ deux milles de la ville. Un Cosaque m'attendait à la porte pour me conduire chez le gouverneur. Celui-ci me reçut avec beaucoup de politesse. C'est un homme d'environ quarante-cinq ans, d'allure martiale, et d'une figure très avenante. Il est marié et sa femme habite une fort jolie maison, près de la prison. Je dînai avec eux ce soir-là et trouvai en Madame Boris la plus charmante hôtesse qui se puisse rêver. Elle est beaucoup plus jeune que son mari et d'un physique très agréable.

Quand nous eûmes, le colonel et moi, causé quelque temps et fumé plusieurs cigarettes, il envoya chercher le médecin de la prison et me remit entre ses mains lui demandant de me conduire partout et de répondre à toutes mes questions.

Le médecin M. Lazareff, est un homme d'environ cinquante ans, en service dans les maisons de détention depuis vingt-cinq ans, et par suite d'une grande expérience. C'est un très aimable compagnon ; il se montra tout heureux de rencontrer un confrère. Il parle le Français très élégamment comme presque tous les Russes d'une éducation supérieure, et comme je parle cette langue de mon côté avec assez de facilité, nous fûmes de suite en des termes excellents, surtout quand je lui eus appris ma qualité d'ancien médecin de prison.

La maison de détention de Tomsk est un édifice en pierre, quadrangulaire, haut de trois étages. Les condamnés, sauf dans des cas très rares, habitent en commun de vastes pièces où ils sont réunis au nombre de trente à quarante.

Accompagnés de deux gardiens portant des trousseaux de clés, nous nous rendîmes d'abord du côté des locaux occupés par les hommes ; là, un gardien ouvrant une lourde et massive porte de fer, cria un ordre d'une voix rude et aussitôt, tous les prisonniers se rangèrent en ligne sur un des côtés de la chambre, raides et fixes comme des soldats. Ils étaient tous uniformément vêtus de blouses de toile brune avec une ceinture de même étoffe et de même couleur entourant la veste, leurs pantalons étaient rentrés dans des bottes grossières, montant jusqu'à leurs genoux.

Les pièces étaient toutes très propres et bien aérées ; sur l'un des côtés une plate-forme de bois sert de lit et, roulées au sommet, sont les paillasses et les couvertures. Au milieu de la pièce, se trouve une longue table sur laquelle sont alignés des bols d'étain et des cuillers. Les prisonniers au moment où nous étions entrés, prenaient leur repas consistant en une soupe aux choux, du pain noir et un morceau de viande pour chaque prisonnier.

Les prisonniers peuvent laisser croître leur barbe, mais on leur rase la moitié de leurs chevelures, ce qui leur donne un aspect plutôt grotesque et en somme assez répulsif.

Le jour, la plupart d'entre eux sont employés en dehors de la prison à faire des routes, à abattre des arbres, et à scier des pierres. Presque tout ce dont on se sert dans la prison est fabriqué par les condamnés, hommes et femmes et tous doivent travailler dix heures par jour. Mais d'après ce que j'ai vu et entendu, j'ai tiré cette conclusion que les condamnés russes jouissent d'un meilleur sort et sont mieux nourris que leurs pareils en Angleterre.

Quand nous eûmes achevé la visite des locaux occupés par les hommes, nous prîmes un long corridor fermé à chaque extrémité par de lourdes et massives portes et nous entrâmes dans la prison réservée aux femmes. Nous y fûmes reçus par une surveillante accompagnée de deux gardiens femmes. Les hommes qui nous avaient guidés jusque-là nous quittèrent.

Les pièces où se tenaient les femmes étaient de même grandeur que celles que nous venions de voir, l'arrangement en était pareil, sauf le matériel de couchage qui consistait en petits lits de fer. Toutes les prisonnières avaient conservé leur chevelure, roulée en une natte épaisse qui leur pendait dans le dos. Elles étaient vêtues de robes en toile de coton rayé bleu et blanc qui tombaient jusque sur leurs chevilles ; elles portaient également des tabliers blancs, leurs bas étaient de laine bleu foncé et elles avaient de petits souliers découverts.

Il y avait là des femmes de tous les âges, depuis de frêles jeunes filles de dix-sept ans jusqu'à de vieilles décrépites de soixante-dix ans. La majorité paraissant appartenir à la plus basse classe du peuple. Presque toutes avaient les traits grossiers, beaucoup étaient laides mais il y en avait quelques-unes qui semblaient être très délicates et raffinées et appartenir évidemment à une classe plus élevée que celle de leurs compagnes. Il y avait aussi quelques jolies filles.

Je n'ai vu aucun prisonnier nihiliste, homme ou femme.

Dans chaque pièce où nous entrions, la gardienne qui nous précédait donnait le mot habituel de commandement et les femmes se rangeaient aussitôt et demeuraient immobiles comme nous l'avions vu faire aux prisonniers. C'était plutôt une chose curieuse que de voir trente ou quarante femmes se tenant ainsi, raides, en rang, regardant droit devant elles, la tête relevée, les bras pendants, serrés le long du corps.

Elles paraissaient toutes heureuses de voir le

docteur qu'elles tenaient évidemment en affection ; comme nous passions dans les rangs, il parlait gentiment à beaucoup d'entre elles, et sans doute qu'il leur disait de temps en temps quelque chose plaisante, à en juger d'après les rires qui suivaient ses paroles, mais comme il s'exprimait en russe, je ne pouvais saisir ce qu'il disait.

Quand il eut montré tout l'établissement, il m'emmena chez lui, me donna d'excellentes cigarettes, déboucha une bouteille de champagne et nous nous mîmes à causer.

Nous entrâmes dans une longue et intéressante conversation sur les systèmes pénitentiaires en usage dans les diverses contrées d'Europe. Etant Russe, il considérait naturellement comme le meilleur système celui établi dans l'empire du Tzar et j'ai le regret de dire qu'il tenait le système anglais pour le plus inhumain.

Il m'informa que dans les prisons de Sibérie, les prisonniers paresseux ou qui enfreignent la discipline, sont punis par une diète au pain et à l'eau pour quelques jours ou par la mise en cellule, tandis que pour des fautes graves, des châtiment corporels sont infligés. Et ceci s'applique aussi bien aux femmes qu'aux hommes.

Le gouverneur peut condamner les prisonniers

à recevoir jusqu'à cent coups de fouet et la punition est infligée par un gardien à l'aide d'une verge, suivant l'usage, sur les fesses nues du coupable en présence du gouverneur et du chirurgien.

Avant l'application du fouet, un examen médical du coupable a lieu, à l'effet d'établir s'il est en état, au point de vue de sa santé, de recevoir sa punition. Dans aucun cas, il n'est ordonné moins de douze coups. Mais souvent quand la coupable est une jeune fille au-dessous de vingt ans et d'un faible tempérament, ou malade, on lui administre des claques au lieu de la fouetter.

J'avais cru jusqu'alors que le châtiment corporel des femmes avait été aboli dans l'empire russe et je fus surpris d'entendre qu'il n'en était rien. Je demandai alors à Lazareff si l'application de cette peine était fréquente.

Il répondit qu'il y avait un grand nombre de femmes très indisciplinées parmi les deux cents prisonnières et que le gouverneur était souvent obligé d'ordonner la peine du fouet. Il ajouta: "Mais vous ne devez pas supposer qu'on agisse avec une grande cruauté dans la flagellation des femmes. Je suis toujours là pour voir si la flagellation n'est pas poussée à un point que ne puisse supporter la patiente et, en général, toutes sont des femmes vigoureuses.

Il est certain qu'elles reçoivent une sonore flagellation, souvent jusqu'au sang et en gardent toujours des marques. Vous pouvez toutefois être sûr qu'on ne condamne jamais une femme ou une jeune fille à recevoir les verges sans de sérieux motifs. Et, d'après mon expérience, les prisonnières sont bien plus enclines au désordre que les hommes, mais elles redoutent beaucoup la flagellation et la peur de la verge les maintient dans l'ordre plus que n'importe quel autre châtiment.

— Je n'en doute pas, lui répondis-je en riant.

Lazareff alluma une autre cigarette. — Je suppose, fit-il observer, que vous n'avez jamais vu fouetter une femme.

— Non, lui répondis-je. Dans nos prisons d'Angleterre, des jeunes garçons sont souvent fouettés et parfois des hommes, mais dans aucun cas cette peine n'est appliquée à des jeunes filles ou à des femmes.

— Je le sais, répliqua Lazareff et cela m'a toujours paru absurde. Pour se servir en le modifiant d'un de vos proverbes, ce qui sert de

sauce pour accommoder un jars doit en servir
pour accommoder une oie.

Je me mis à rire et répondis :

— Il m'est arrivé en effet quand j'exerçais
ma fonction de médecin de prison, de penser souvent qu'il était bien regrettable qu'on n'appliquât
pas le fouet à celles des femmes violentes et
réfractaires avec lesquelles nous étions en rapport. Les femmes de cet acabit se livraient
à toutes sortes d'excès, elles brisaient tout dans
leurs cellules, mettaient leurs vêtements en pièces,
se jetaient sur le plancher en donnant des coups
de pieds dans la porte, criant, jurant et chantant
pendant des heures, ne s'arrêtant que quelques
minutes pour reprendre haleine. Si la surveillante
avait eu le droit de leur administrer une bonne
dégelée de verges, cela les aurait remis dans leur
bon sens.

— Il n'y a par le moindre doute à ce sujet,
dit Lazareff. Nous n'avons jamais de "brise-tout"
parmi nos prisonnières, parce qu'elles savent
qu'elles seraient fouettées d'importance si elles
brisaient ou endommagaient volontairement quoi
que ce soit ou causaient du trouble dans la
prison.

— Oh ! lui-dis-je en riant, vous avez certainement des méthodes plus puissantes de renforcer la discipline parmi les femmes dans vos prisons que nous n'en avons dans les nôtres en Angleterre. Mais je pense que vos prisonnières ne sont fouettées qu'en présence de personnes de leur sexe.

— Mon cher monsieur, répondit Lazareff avec une certaine emphase, je puis vous dire que si les femmes font très bien comme maîtresse d'école pour fouetter les enfants, elles ne sont pas bonnes du tout pour ordonner ou infliger un châtiment corporel dans une prison sur des adultes. Elles sont trop asservies à l'émotion, ne sont pas impartiales et sont influencées par leur sympathie ou leur antipathie pour telle ou telle prisonnière et par conséquent sont d'une indulgence absurde ou d'une cruauté révoltante.

Le gouverneur qui se trouvait ici avant le Colonel Sores en a fait l'expérience. Quand il ordonnait qu'une femme fût fouettée, la sentence était exécutée par une surveillante assistée par des gardiennes. Il ne m'était même par permis, à moi, médecin, d'être présent. Le résultat fut loin d'être favorable. Le nombre de coups ordonnés était toujours appliqué régulièrement, mais dans certains cas, avec si peu de vigueur que le derrière de la femme n'était pour ainsi dire pas marqué et que celle-ci quittait en riant la place où elle avait reçu sa punition, tandis que dans d'autres cas, la flagellation avait été donnée avec une sévérité telle que la patiente était transportée à l'infirmerie, complétement évanouie, le sang coulant sur ses cuisses. Ceci n'est jamais arrivé quand l'exécuteur était un gardien, fouettant en ma présence et en présence du gouverneur. Celui-ci revint donc bientôt à l'ancien système, et maintenant chaque coupable reçoit sa punition avec régularité et impartialité.

J'étais très surpris de ce qu'il me disait, mais je ne fis aucune remarque. Il continua :

— Vous avez vu tous les arrangements intérieurs de la prison, et vous devez voir comment nous punissons les femmes réfractaires à la discipline. Vous devez rester à Tomk au moins pendant six jours encore, et avant votre départ, il y a de grandes chances qu'une flagellation soit ordonnée.

Aimeriez-vous y assister ?

Je n'était pas précisément soucieux de voir fouetter une femme, mais je pensais que puisque je me trouvais sur les lieux, il était bon que j'en profite pour voir tout ce qui avait trait au régime pénitentiaire en Russie. C'était là une occasion qui ne se représenterait peut-être plus et il me vint aussi à l'esprit que la description de la scène à laquelle j'allais assister vous amuserait, cas je sais que vous vous intéressez beaucoup à tout ce qui a trait à la punition corporelle des femmes.

Je dis donc à Lazareff que si une femme était condamnée, avant mon départ, à être flagellée, j'aimerais à assister à l'exécution de la sentence.

Puis je lui fis mes adieux et retournai à l'hôtel.

Deux jours se passèrent et comme il n'y avait rien à voir et rien à faire dans cette ville de Tomsk, le temps s'écoulait avec une lenteur désespérante. Mais le troisième jour, à dix heures, au moment où j'allais déjeuner, un cosaque fit son apparition porteur d'un billet de Lazareff, m'informant qu'une femme venait d'être condamnée à recevoir cinquante coups de verges de bouleau, au milieu du jour ; Lazareff ajoutait que le gouverneur permettait que je fusse présent. Je finis alors de déjeuner et allumant une cigarette, j'allai flâner dans la ville pendant une demi-heure.

A onze heures et demie précises j'arrivai à

la porte de la prison où Lazareff m'attendait. Après les compliments d'usage, nous franchîmes ensemble le sombre portail; l'on referma derrière nous la lourde porte qui fit entendre un bruit sourd et prolongé; nous prîmes alors un long corridor et entrâmes enfin dans une pièce qui se trouvait à l'extrémité. C'était la chambre de punition, elle était voûtée, de forme oblongue, éclairée par deux longues fenêtres grillées donnant sur une petite cour, le plancher était humide et l'air était froid bien que la journée fût assez chaude.

A l'extrémité de cette pièce, assis dans une sorte de chaire, un fonctionnaire de la prison tenait un registre ouvert devant lui; à côté de cette chaire se tenaient deux gardiens.

A l'autre extrémité, sur une plate-forme élevée d'environ deux pieds, était placé un fauteuil en chêne.

Au milieu de la chambre, se trouvait une charpente massive montée sur quatre pieds. C'était le banc de flagellation — et comme je regardais l'horrible objet, je me disais que s'il pouvait parler, il en disait long et donnerait bien des détails sur les souffrances des infortunées victimes, hommes et femmes que l'on avait attachées sur lui pour y recevoir leur peine.

J'examinai donc ce banc tandis que nous attendions l'arrivée du gouverneur. Il avait sept pieds de long sur deux de large et deux de hauteur ; sur la partie inférieure, à l'un des bouts, était fixée une traverse. Une semblable traverse était fixée à la partie supérieure de l'autre bout. Ces traverses étaient munies de courroies pour fixer les poignets et les chevilles du patient étendu sur le banc.

Près de ce banc, il y avait une boîte étroite et longue, qu'ouvrit un des gardiens et dans laquelle je vis alors une grande quantité de verges de bouleau de toutes grandeurs et de toutes forces.

Le gardien en prit deux et Lazareff lui dit de me les laisser examiner. — "Regardez, dit-il, ces verges dont on va se servir, vous voyez qu'elles ne sont pas aussi longues et aussi fortes que les autres dans cette boîte. Nous en prenons toujours d'aussi légères quand il s'agit de châtier des femmes."

J'en pris une et l'agitai en la faisant siffler dans l'air ; cette verge avait environ deux pieds et demi de long et était faite de six branches vertes de bouleau toutes pleines de brindilles et couvertes de bourgeons. Ces verges n'avaient jamais servi et devaient terriblement faire souffrir si l'on s'en servait avec force.

Lazareff m'informa que la coupable se nommait Anna Petrowna, et qu'elle avait vingt-cinq ans. C'était une fille de ferme d'un village aux environs de Moscou et subissait la peine de sept ans de prison à la quelle elle avait été condamnée pour avoir blessé une jeune fille dans une querelle de jalousie.

Elle était en prison depuis un an et n'avait cessé de s'y montrer fort indisciplinée ; souvent elle avait été pour ses méfaits mise au pain et à l'eau ou condamnée à être enfermée en cellule, mais jusqu'à ce jour elle n'avait pas encore reçu les verges. La faute qui lui avait mérité cette dernière punition était : insubordination grave, conduite insultante vis-à-vis du gouverneur; elle avait d'ailleurs frappé celui ci.

Le docteur m'apprit qu'il l'avait examinée le matin, qu'il l'avait trouvée en parfait état de santé et capable de supporter sa punition.

— Mais, lui dis-je, assez mal impressioné, ne pensez-vous pas que cinquante coups sont de trop pour une femme ?

— Pas dans son cas, me répondit-il froidement, elle est forte, d'une excellente santé, c'est une robuste fille de la campagne et parfaitement capable de supporter ce que nous allons lui faire. Du reste, vous allez la voir bientôt et vous pourez l'examiner vous même si cela vous fait plaisir.

A ce moment, le gouverneur entrait dans la chambre et, après nous avoir salués, il alla s'asseoir dans le fauteuil de chêne placé sur la plate-forme. Puis se tournant vers le docteur et lui parlant en français, de façon à ce que je puisse comprendre, il lui demanda si Anna Petrowna était en était de subir sa peine.

Le médecin salua et répondit affirmativement. Alors le gouverneur alluma une cigarette et donna l'ordre d'introduire la condamnée.

Les hommes de service quittèrent la chambre et rentrèrent cinq minutes après avec la prisonnière. La lourde porte fut refermée ; la pièce contenait alors le gouverneur, le docteur, et moi, le fonctionnaire assis dans la chaire dont je vous ai parlé, les deux gardiens et la coupable. Je regardai celle-ci ; c'était une jeune femme bien découplée, d'environ cinq pieds, neuf pouces de haut, puissament bâtie, et très développée. Elle ne portait pas de corset, ce qui laissait en toute liberté les contours de sa robuste poitrine saillir sous sa robe de coton, tandis que ses hanches se dessinaient nettement sous les plis de ses jupes étroites. Elle était blonde et sa longue et claire chevelure, nouée en une épaisse torsade, lui pendait dans le dos jusqu'à la ceinture. Sa complexion paraissait excellente et même cette femme était jolie, mais en ce moment sa figure avait une expression pénible et soucieuse, elle serrait ses lèvres épaisses et rouges, convulsivement. Très pâle, elle regardait tout autour de la chambre avec une expression de terreur dans ses grands yeux gris et enfin elle les arrêta sur les deux verges qui étaient étalées sur la table.

Je la vis frissonner ; les larmes lui vinrent aux yeux, ses lèvres commencèrent à trembler et ses seins se soulevèrent et s'abaissèrent avec précipitation. Elle était revêtue du costume ordinaire des prisonnières, de la robe en étoffe rayée bleu et blanc dont les manches s'arrêtaient à ses épaules, laissant à découvert ses bras musclés, mais fort bien tournés.

Lazareff s'approcha d'elle et lui tâta le pouls, puis il me demanda d'en faire de même. Je m'approchai donc et trouvai que bien que son pouls battit plus vite qu'il n'eut dû, à cause de sa terreur, il était plein et puissant ; sa peau était fraîche, la chair de ses bras très ferme, son physique était splendide et il n'y avait aucun doute qu'elle ne fut dans un état de parfaite santé.

Quand j'eus terminé mon examen, le gouverneur fit un signe aux gardiens qui saisirent aussitôt les bras de la femme et l'amenant près du banc la firent s'y étendre de tout son long le visage sur le banc de bois ; elle ne faisait aucune résistance.

Ses bras furent alors tirés dant toute leur longueur et fixés solidement de chaque côté du banc à la traverse ; il en fut de même de ses pieds que l'on tira fortement en arrière pour attacher ses chevilles à l'autre traverse. L'un des hommes alors souleva les vêtements de la patiente jusque par dessus ses épaules ; sous la robe se trouvait un petit jupon de flanelle qui fut aussi relevé, on vit alors la rude mais blanche chemise, le gardien la souleva rapidement et comme la femme ne portait point de pantalon, elle se trouva nue depuis la ceinture jusqu'aux genoux.

Je voudrais essayer de vous donner une description de ce que je vis alors. Dans le cours

de ma carrière comme homme et comme médecin,
j'ai inspecté par plaisir ou par suite des exigences de ma profession les .... postérieurs d'un
grand nombre de femmes, mais jamais de ma
vie je ne vis pareil étalage de chair féminine.
C'était là pour la verge un magnifique "champ
d'opération." La croupe de cette femme était vraiment d'une largeur et d'une épaisseur effrayantes ;
elle était aussi très grasse et toute pleine de
fossettes.

Néanmoins, elle était d'une belle forme, les
grandes demi-lunes se touchaient étroitement
formant ainsi une ligne se courbant avec grâce
depuis les reins jusqu'à la jointure des cuisses.
La peau qu'éclairaient les rayons du soleil tombant à travers les fenêtres, était blanche et douce
bien que le tissu n'en fut pas d'une grande
finesse. Ses cuisses étaient massives et bien en
proportion avec la grandeur de la croupe, tandis
que ses mollets énormes paraissaient prêts à
faire éclater les bas de laine bleue qui les couvraient. Elle avait des chevilles assez fines et
pour une femme de sa corpulence, de petits pieds.

Pendant qu'on lui faisait subir les préparatifs
de son châtiment, elle ne remua pas et ne fit
pas entendre un seul mot, mais elle tremblait,

sa poitrine s'agitait et de grosses larmes lui coulaient des yeux.

J'étais très frappé de la froideur et de l'indifférence méthodique que montraient les gardiens dans leur besogne. Il était évident que c'était là pour eux une chose habituelle. Bientôt tout fut prêt. L'un des gardiens, la verge en mains, se plaça au côté gauche de la patiente, attendant le signal du gouverneur pour commencer, et pendant ce temps, il faisait passer les doigts de sa main gauche à travers les branches de la verge en étalant soigneusement les brins.

La femme tourna la tête et fixa la verge ainsi hérissée; les pupilles de ses yeux étaient dilatées et je remarquai qu'elle serrait les muscles de sa croupe à tel point que la séparation des fesses n'était plus qu'une ligne très mince et qu'elle avait la chair de poule. Le gouverneur fit un signe; le fonctionnaire assis dans la chaire fit une marque sur son livre et en même temps dit à voix haute : "Un!" et la flagellation commença. Le gardien ne fit pas vibrer la verge au-dessus de sa tête, mais l'éleva perpendiculairement et lui faisant décrire un arc de cercle la fit tomber d'un coup sec sur le haut de la croupe de la patiente, les branches raides sifflèrent en touchant cette chair si ferme. Le coup ne parut pas trop cruellement appliqué et cependant il avait bien porté, car de longues raies rouges parurent aussitôt sur la peau blanche de la femme, sa chair frissonna, elle tressaillit convulsivement, faisant entendre un gémissement sourd.

"Deux !" cria l'homme dans la chaire faisant une autre marque sur son livre, le second coup tomba juste à côté de la place où le premier avait porté, des lignes plus rouges parurent aussitôt, la femme s'agita de nouveau et sa respiration devint haletante, faisant comme un sifflement à travers ses dents serrées.

"Trois ! quatre ! cinq ! six !" La verge sifflait, déchirant l'air et s'abattant avec un bruit sec sur la chair de la patiente, qui gémissait sans s'arrêter mais qui n'avait pas encore articulé un seul mot.

"Sept ! huit ! neuf ! dix !" Le gardien fouettait avec sûreté et méthode, abattant chaque fois la verge sur une place fraîche. Quand le quinzième coup fut appelé, toute la surface de la croupe était devenue rose et couverte d'ecchymoses aux endroits touchées par les bourgeons dont les branches étaient pleines. Les gémissements de la femme s'étaient changés en cris ininterrompus ;

elle s'agitait convulsivement, remuant sa croupe et ses cuisses. La flagellation continua, la couleur rose de la peau se changea en écarlate et de longues raies livides se dessinèrent dans toutes les directions, tandis que la fesse droite sur laquelle venaient cingler les extrémités des branches de la verge, se couvrait de plus en plus de meurtrissures. La femme poussait des cris de plus en plus violents, et s'agitait avec plus de force à chaque nouveau coup.

Quand le vingt-cinquième coup eut été appliqué, le gardien s'arrêta, s'éloigna du banc. L'autre gardien, muni d'une nouvelle verge, vint se porter au côté droit de la femme.

Cet homme était gaucher et pouvait donc fouetter de droite à gauche de sorte que les deux côtés de la croupe de la coupable allaient aussi recevoir part égale du châtiment. Pendant que le changement d'exécuteur s'opérait, la femme tourna sa tête du côté du gouverneur et lui murmura au milieu de ses larmes et de ses sanglots un appel à la pitié. Le gouverneur ne fit pas même un signe et alluma dédaigneusement une cigarette.

Le docteur vint auprès de la patiente, lui tâta le pouls et déboutonnant le haut de son corsage, mit la main sur la poitrine à l'endroit du cœur mais il ne fit aucune remarque, de sorte que le gouverneur donna le signal pour continuer.

Le fonctionnaire cria donc de nouveau: "Un!" et l'homme gaucher, tenant la verge de la même façon que son prédécesseur, commença à frapper.

La femme poussait maintenant des cris plus forts et plus perçants, tandis la verge s'abattait en sifflant sur sa croupe devenue d'une extrême sensibilité ; elle se débattait avec violence, tirant éperdument sur ses entraves ; son visage était cramoisi, et tout décomposé par la douleur; elle grinçait des dents, ses yeux paraissaient prêts à sortir de leurs orbites, et la chair de sa croupe frémissait tandis qu'elle remuait les hanches de côté et d'autre. A un moment, elle redressa les reins, se tint en demi-cercle et quand la terrible verge s'abattit, elle s'écroula sur le banc avec un véritable hurlement. Ses contorsions devinrent même si violentes et si désordonnés qu'il y eut un moment où elle écarta largement ses cuisses. Ses cris devinrent tout à fait perçants, sa peau était d'un pourpre sombre, les raies qui la sillonnaient devenaient de plus en plus livides et des gouttes de sang commencaient à perler sur la surface.

Mais le gouverneur, avec calme, alluma une autre cigarette ; le fonctionnaire continua de compter les coups et le gardien manœuvra la verge sans le moindre signe d'émotion sur son visage stupide, tandis que dans la chambre voûtée résonnait des gémissements et des cris de la femme mêlés au sifflement de la verge de bouleau.

J'avais cru que je serais révolté par ce spectacle et je pensais aussi que la pitié me le rendrait insupportable. Il n'en fut rien. Pour vous dire vrai, mon seul sentiment fut un violent désir sensuel pour la femme qui se tordait ainsi devant moi. Je me trouvai bientôt dans un violent état d'excitation incroyable et c'est avec bien du mal que je gardai pendant toute cette scène l'impassibilité nécessaire. Bien plus, je ressentais une curieuse et indéfinissable sensation de plaisir à voir la femme tordre sa croupe et à entendre ses cris.

Pour la première fois de ma vie, je ressentais une intense volupté que l'on m'avait dit être celle de l'homme qui voit flageller la croupe nue d'une femme.

J'avais jusqu'alors toujours été très sceptique sur le pouvoir aphrodisiaque attribué à **la verge** ;

je vis par expérience que je m'étais trompé.

Quand la seconde partie de sa torture avait commencé, la femme ainsi que je vous l'ai dit, avait poussé des cris perçants, mais ils diminuèrent à mesure d'intensité pour ne plus être qu'un sourd et continuel gémissement. La fille continuait cependant à se tordre sous la souffrance. Je suis honteux d'en faire l'aveu, je me sentis désappointé quand j'entendis le fonctionnaire appeler "vingt-cinq!" et que je vis le dernier coup tomber sur la croupe ensanglantée de la malheureuse.

Maintenant que la flagellation était terminée, toute la chair de cette femme, depuis les reins jusqu'aux cuisses était d'un rouge sombre et couverte d'un réseau de raies livides se croisant et s'entrecroisant dans tous les sens. De larges gouttes de sang coulaient sur les fesses.

Mes sensations se trouvaient confuses. J'éprouvais toujours un violent désir sensuel, et un sentiment de pitié s'y mêlait étrangement au plaisir que j'aurais ressenti en la voyant flageller encore.

Elle gisait sur le banc, gémissant, la respiration haletante. Le gouverneur secoua la cendre de sa cigarette, se leva de son fauteuil, me salua et sortit. L'un des gardiens rabattit les vêtements de la victime, tandis qu'un autre lui déliait les poignets et les chevilles. Le docteur lui tâta le pouls et je fis de même. Les battements en étaient lents et faibles et, passant ma main sur son front, je le trouvai couvert d'une sueur froide.

Elle se leva du banc, mais sans aide et se tint debout, tordant ses reins et tremblant sur les jambes, tandis que des sanglots la secouaient tout entière.

Son visage était pâle et tiré, ses yeux étaient voilés et je crus un moment qu'elle allait s'évanouir, mais quand elle eut bu un plein verre d'eau que lui donna un des gardiens, elle se remit un peu, puis elle essuya avec son tablier son front moite et ses joues baignées de larmes et rassujettit le haut de son corsage.

Puis, d'un pas mal assuré, elle sortit lentement et avec peine de la chambre, entre les deux gardiens qui l'avaient flagellée.

Le fonctionnaire referma son livre et sortit aussi nous laissant seuls, Lazareff et moi.

Pendant ce temps, j'avais tout à fait recouvré mon sang-froid et je regardai Lazareff, attendant qu'il parlât.

— Eh bien ! dit-il, que pensez-vous de notre manière de punir nos réfractaires femelles ?

Si j'avais dit ma pensée, j'aurais répondu que c'était là un spectacle vraiment érotique mais comme le docteur avait posé sa question d'un air très sérieux, je répondis que je trouvais le châtiment trop sévère.

— Il a été sévère, répondit Lazareff, mais il eut pu l'être davantage. Le gouverneur aurait pu ordonner un plus grand nombre de coups et il eut bien fallu qu'elle les reçut; tout cela vous parait barbare parce que vous n'avez pas l'habitude de voir fouetter une femme et j'ose dire que les cris d'Anna et l'aspect de sa croupe endolorie vous ont ému. Mais la douleur de flagellation — si sévère qu'elle ait été — passera bientôt, et Anna sera tout à fait remise demain. Les marques seules lui resteront plus longtemps. Maintenant, si vous le voulez, nous pouvons nous rendre à l'infirmerie, et voir comment elle se trouve.

Nous quittâmes la chambre et nous rendimes d'abord à la pharmacie où le docteur prit une bouteille d'une lotion rafraîchissante et un large morceau de toile puis nous entrâmes dans la salle où on avait mené Anna.

Il y avait là une demi-douzaine de convalescentes, toutes vêtues d'amples peignoirs de flanelle bleue et quand elles nous virent, elles se rangèrent comme je l'avais vu faire aux autres prisonnières, au pied de leur lit. Nous les avions surprises au moment où elles examinaient la pauvre croupe d'Anna.

Nous trouvâmes celle-ci couchée à plat ventre sur un lit, tandis qu'une femme lui lotionnait avec de l'eau froide ses fesses endolories.

Je les examinai ; elles étaient toutes meurtries, d'un rouge sombre et sillonnées de raies livides, le sang coulait encore par endroits et passant ma main sur la chair de la patiente, je la trouvai brûlante. Puis je tâtai le pouls et le trouvai revenu à son état normal ; l'émotion du supplice avait en partie disparue et la face avait repris un peu de ses couleurs.

Lazareff humecta d'un peu de sa lotion la toile qu'il avait apportée, appliqua cette toile sur la croupe de la femme et lui dit gentiment quelques paroles qui amenèrent le sourire sur ses lèvres.

— Vous voyez qu'elle est tout à fait remise, me dit-il, elle a reçu certainement une vigoureuse fessée, mais les gardiens n'ont pas frappé avec trop de vigueur. S'ils l'avaient fait, vous la trouveriez dans un tout autre état ; la peau eut été déchirée et je devrais garder la malade de longs jours à l'hôpital. Tandis qu'elle ne se ressentira de sa peine que pendant quelques heures et cela n'aura pas de suites fâcheuses, bien que sa croupe sera sensible quelque temps et que la marche la fera un peu souffrir.

Laissant Anna reposer sur le lit où elle s'était couchée, placée sur le côté, nous quittâmes la salle et Lazareff me reconduisit à la porte de la prison en me souhaitant le bonsoir et m'invita à revenir le lendemain pour voir dans quel état se trouverait la patiente.

Je retournai à mon hôtel, repassant en mon esprit la scène dont j'avais été le témoin, évoquant avec un vif sentiment de plaisir sensuel, les divers incidents de la flagellation : La femme liée sur le banc, les gardiens relevant un à un ses vête-ments, la révélation de sa croupe prodigieuse, ses contorsions, le tortillement de tout son corps sous les morsures de la verge tandis que sa peau blanche passait graduellement du rose à l'écarlate et enfin au cramoisi pour se couvrir bientôt des gouttes de rubis de son sang. Puis je pensais aux charmes plastiques d'Anna. Quel embonpoint savoureux, quelle chair potelée, ferme et si délicatement blanche. Je l'imaginais

dans mes bras et savourais en esprit les trésors
dont j'avais pu repaître mes yeux. Toutes sortes
de pensées lascives me passèrent dans la tête et
je finis par ne plus résister au désir de posséder
une femme le soir même. Cela d'ailleurs ne m'était
pas arrivé depuis près de trois mois.

Arrivé à l'hôtel, je déjeunai et m'acquis avec
discrétion de l'adresse d'une de ces maisons
hospitalières où les friands de plaisir peuvent
frapper quand il leur plait.

La journée me parut d'une longueur désespérante, je n'eus aucun repos et restai dans un état
incroyable d'excitation jusqu'à l'heure du diner.

Quand j'eus terminé mon repas et fumé un
cigare, je sortis pour flâner un peu dans les rues
de la ville et dès que la nuit fut tombée je me
dirigeai vers la maison que l'on m'avait recom-
mandée comme étant la meilleure en ce genre
dans la ville de Tomsk.

Je frappai à la porte qui me fut ouverte immédiatement par une jeune servante vêtue d'une
façon très coquette et qui sans dire un mot
m'introduisis dans une chambre vaste et conforta-
blement meublée où elle me laissa. Deux minutes
après, la dame du logis entra et nous échangeâmes
nos saluts de politesse. C'était une femme fort

bien conservée, d'une mine enjouée et avenante ;
elle devait avoir environ quarante ans et je fus
tout heureux d'apprendre qu'elle pouvait parler
français.

Elle me pria de m'asseoir et nous causâmes.
Je lui dis que j'étais anglais et elle m'apprit
qu'elle était née à Saint Pétersbourg, mais avait
vécu plusieurs années à Paris. Puis elle ajouta,
en souriant :

— Je suppose que vous êtes venu pour voir
mes filles.

— Oui, madame, lui répondis-je.

— Fort bien, je vais vous les amener.

Elle sortit et cinq minutes ne s'étaient pas
écoulées qu'elle rentrait suivie d'un charmant
bataillon de jolies femmes. Il y en avait dix.
L'une après l'autre, elles vinrent me tendre la
main, en inclinant gracieusement la tête, puis
elles allèrent s'asseoir sur les chaises placées en
cercle autour de la chambre, attendant que je
veuille bien faire mon choix.

Toutes étaient jeunes, de dix-huit à vingt ans,
vingt-six au plus, quelques-unes étaient fort
belles. Leurs bras étaient nus et leurs corsages
étaient si décolletés que je pouvait voir la ligne
rosée séparant leurs jeunes seins et leurs robes

descendaient à peine au-dessous des genoux montrant leurs jambes moulées dans des bas de soie de diverses couleurs et leurs pieds emprisonnés dans de fins souliers. Pas une d'elle ne savait dire ou comprendre un traître mot d'une langue autre que le russe.

— Maintenant, monsieur, me dit la maîtresse, que voulez-vous faire ? Je pense que nous saurons vous donner du plaisir quelle que soit votre fantaisie. Voudriez-vous deux ou trois de ces jeunes femmes ? Elles seront vos servantes.

— Oh ! une seule me suffira madame, répondis-je en riant.

— Comme il vous plaira. Que préférez-vous ? une grasse ou une mince.

— Je la voudrais potelée, avec une croupe opulente.

— Elle rit et dit :

— C'est bien, je pense avoir ce qu'il vous faut. Je vais vous les montrer toutes et vous pourrez choisir.

Elle dit quelques mots à ses filles qui ne montrèrent aucune surprise et se levant toutes allèrent se placer en rang, l'une près de l'autre en nous tournant le dos, puis elles relevèrent leurs jupes jusqu'à leurs ceintures et comme elles n'avaient pas de pantalons. je vis à l'instant tous leurs derrières nus.

Ces jeunes femmes étaient toutes bien faites, trois ou quatre d'entre elles surtout.

Les unes étaient corpulentes, les autres minces, il y en avait de grandes, de petites, et des carnations olivâtres, roses, roses-thé, roses-blanches. Toutes avaient de belles jambes et de belles cuisses ainsi qu'une croupe exquise. Je n'avais jamais vu dans ma vie tant de postérieurs féminins à la fois. C'était le plus charmant et le plus excitant des spectacles. Je ne pouvais conserver mon sang-froid à la vue de ces dix postérieurs si joliment étalés devant moi, tous de tailles et de formes différentes mais tous délicieux.

— Etes-vous décidé, maintenant, me dit la maîtresse avec un malin sourire, et elle se mit à marcher derrière son petit peloton en pinçant à chacune les fesses, comme pour me montrer leur fermeté. Je laissais s'égarer mes yeux à plusieurs reprises sur le charmant étalage puis finis par m'arrêter sur le plus gras et le plus grand. Je le désignais à la matrone ; elle donna un ordre et toutes les jeunes femmes rabattant leurs robes, sortirent de la chambre, à l'excep-

tion de celle que j'avais choisie. Elle vint à
moi en souriant et paraissant charmée de ma
préférence. C'était une grande belle fille, blonde
d'environ vingt-deux ans dont la taille, l'embonpoint et toute la personne me rappelait Anna. La
demoiselle avait des yeux bleus, de jolies dents
blanches, de belles lèvres rouges. Elle était
revêtue d'une robe blanche qu'entourait négligem-
ment noué à la taille un large ruban bleu, ses bas
étaient de soie bleue pâle, lui montant jusqu'au
milieu des cuisses et elle avait d'exquises bottines à hauts talons. Elle me fit signe de la
suivre et quitta la chambre ; je la suivis à un
étage supérieur et nous entrâmes dans une chambre
à coucher assez vaste, bien éclairée et meublée
avec élégance. Le lit était large et bas, sur le
mur de côté se trouvait une large glace dont une
autre glace placée sur le mur opposé répétait
les reflets si bien que le couple qui se couchait
là pouvait contempler ses ébats sans efforts. La
jeune femme enleva ses vêtements et en quelques
secondes se trouva nue devant moi, n'ayant gardé
que ses bas et ses souliers. Sa peau était d'une
finesse exquise, aussi blanche que du lait, ses
seins étaient assez fournis mais très fermes,
son ventre n'avait pas une ride. Je ne vous

dirai rien des autres trésors de cette jeune personne ; qu'il vous suffise de savoir que c'était bien la plus charmante créature d'amour que l'on puisse rêver et telle que je n'aurais jamais cru pouvoir en trouver dans ce coin perdu de Sibérie. J'eus bientôt fait de me mettre à l'aise également et je commençai à lutiner ma compagne. Puis la menant près du lit, je la fis s'étendre sur le ventre et pus contempler ainsi à l'aise sa croupe exubérante. Cette vue m'eut bientôt mis dans un état d'excitation des plus grands et je me sentis envahi d'un violent désir de faire rougir sous mes coups cette peau liliale.

Dans tous mes rapports précédents avec des femmes, une telle fantaisie ne m'était jamais entrée dans l'esprit mais la flagellation à laquelle j'avais assisté ce jour là m'avait emporté dans un nouveau courant d'idées lascives inconnues de moi jusqu'alors. J'en étais arrivé à penser que la croupe d'une femme était ce que l'on pouvait voir de plus beau dans son corps et que l'un des plaisirs les plus vifs que l'on pût goûter était de flageller cet endroit charmant ou de le voir flageller.

Je caressais donc de la main et pressais avec passion les souples et fermes hémisphères de cette croupe potelée, pendant quelques minutes puis me mis à lui donner de légères claques, avec le désir violent de tenir une verge en main pour frapper plus fort. Elle devina sans doute ce qui m'agitait, car elle sauta du lit et alla vers un meuble dont elle ouvrit un tiroir et où elle prit, à ma grande surprise et à ma grande joie une jolie petite verge de bouleau liée avec des rubans écarlates. Cette verge bien que d'un format réduit n'était pas un jouet. Elle me la mit en mains et vint se placer sur le lit de telle sorte qu'elle me tendait de la façon la plus provocante sa croupe nue, puis me regardant, elle me fit signe que je pouvais la fouetter.

Avec une sensation intense de plaisir, je commençai à fouetter la croupe si joliment étalée devant moi ; je frappai d'abord assez doucement, puis avec un peu plus de force, ce qui amena des couleurs roses sur la peau blanche. Puis voyant qu'elle ne bougeait pas, je lui appliquai de cinglantes et solides "dégelées" de coups de verge qui firent se dessiner de longues veines rouges.

La douleur devait être assez vive, car elle se cabra et se mit à se tordre. Sa chair frissonnait à chaque coup involontairement, et elle levait les jambes l'une après l'autre ; elle serrait les poings et cachait sa tête dans les couvertures.

Je continuai à la fouetter à ce point qu'elle ne put supporter mes coups plus longtemps et qu'elle bondit avec un petit cri et portant ses mains à ses fesses. Ses yeux étaient pleins de larmes, son visage était tout défait par la douleur et ses lèvres tremblaient. Je crus qu'elle allait éclater en sanglots mais elle se calma. Essuyant ses larmes d'une main et frottant son derrière de l'autre, elle s'essaya de sourire et prononça quelques mots d'une voix tremblante.

Je m'étais tout à fait excité en fouettant la jeune femme, la sensation était nouvelle pour moi et voluptueuse au possible. Si elle avait été liée et à ma merci, nul doute que je ne l'eusse fouettée sans pitié jusqu'au sang. Cependant je suis loin d'être cruel et je ne puis expliquer pourquoi j'ai goûté un plaisir si intense à voir flageller Anna et pourquoi je me suis senti saisi du désir de fouetter moi-même une femme. Je suppose qu'il doit y avoir un étrange et mystérieux pouvoir dans la verge puisqu'après en avoir vu une seule fois faire usage devant moi, j'ai de suite été possédé par le démon de luxure cruelle et en même temps possédé par un intense désir sexuel.

Pour le moment je ne me possédais plus et je ne songeais plus qu'à posséder sur le champ ma chère victime.

Nous épuisâmes en peu de temps toutes les voluptés possibles. Quand nous eûmes repris nos vêtements, je fis un présent à la jeune femme qui me fit de grands gestes de reconnaissance — elle ne s'attendait sans doute pas à recevoir quelque chose. Je descendis ensuite au salon de réception ; j'y trouvai la maîtresse seule, elle me demanda en riant si j'étais satisfait.

— Oui, lui répondis-je, la jeune femme m'a beaucoup plu, mais je crains d'avoir marqué son joli derrière avec la verge qu'elle m'a donnée.

— Oh ! pas le moins du monde, me répondit elle. Toutes mes filles ont l'habitude de la verge. Bien des messieurs qui viennent ici sont fort épris de ce sport.

D'ailleurs, ajouta-t-elle en riant, la verge est une institution en Russie. On en fait usage dans tout l'empire, dans l'armée, dans la marine, dans les écoles, dans les familles, dans les prisons et dans les postes de police, et chacun, quel que soit le sexe, est plus ou moins exposé à ses coups. J'ai été deux fois très sévèrement fouettée dans un poste de police, une fois à Saint Pétersbourg et une fois à Moscou. Ici, je fouette sévèrement mes filles chaque fois qu'elles ont commis une faute grave. Oh! je puis vous assurer que la flagellation est presque aussi commune en Russie que le boire et le manger.

— Cela me parait exact, fis-je observer en souriant.

Nous réglâmes la question financière ; je trouvai ses prix fort modestes. Y compris une bouteille de champagne, le tout me coutait seulement dix roubles, un peu plus de trente shellings en monnaie anglaise. L'amour et le fouet ne sont pas cher en Sibérie.

Je m'en retournai à mon hôtel, me disant que j'avais en somme passé une journée fort mouvementée et fort plaisante.

Le lendemain matin, je me rendis à la prison et fus conduit par un gardien à la pharmacie où je trouvai Lazareff préparant un remède pour sa malade. Après m'avoir serré les mains, il me dit : "Je n'ai pas encore vu Anna aujourd'hui mais je vais l'envoyer chercher et nous pourrons l'examiner ici." Il donna un ordre à un gardien qui salua et sortit.

Cinq minutes après Anna rentrait dans la pharmacie, accompagnée d'une gardienne qui sur un signe de Lazareff quitta la chambre et nous laissa seul avec la malade.

Anna nous fit un salut profond et se tint droite devant nous. J'avais remarqué qu'elle marchait avec peine, mais son visage était bon. Il avait perdu sa pâleur et son air sombre et terrifié. Elle avait repris ses vives couleurs et ses yeux gris leur éclat. Vraiment c'était une bien belle femme et je ne pus me retenir de la fixer, en pensant que ce serait une joie sensuelle sans égale de pouvoir la posséder.

Elle remarqua mes regards qui la dévisageaient, baissa les yeux et se mit à rougir; chose qu'elle n'avait point faite tout le temps qu'on l'avait flagellée, sa peine et sa terreur était alors trop grandes.

— Sa figure semble bien bonne, dit le docteur en lui tapant la joue, voyons si l'autre face est aussi bien.

Il lui dit deux ou trois mots, elle se tourna aussitôt et relevant ses jupes aussi haut que possible, elle nous présenta son superbe derrière.

Toute la surface, des reins jusqu'aux cuisses était encore très rouge, bien que l'enflure ait de beaucoup diminué. Les longues raies que j'avais remarquées après sa flagellation, ne fai-

saient plus saillie sur la peau, rouge et un peu
enflammée. De même les ecchymoses faites par
les bourgeons de la verge de bouleau étaient
encore visibles. Des cicatrices commençaient à
se former aux endroits où la chair avait été
déchirée. Je les comptai et en trouvai trente;
quelques-unes avaient près de deux pouces de
long. Posant ma main sur sa croupe, je trouvai
la peau encore brûlante, assez rude au toucher,
la chair devait être également encore très tendre.
Anna se démenait et se reculait le plus qu'elle
pouvait, tandis que je la touchais, et que je
laissais se promener avec complaisance ma main
depuis ses reins jusqu'à ses cuisses. J'ose avouer
que je touchai cette chair potelée plus longtemps
qu'il ne convenait pour un examen médical.

Le pouls de la malade était ferme et régulier,
sa température était normale, et en somme, à
l'exception des marques elle ne se ressentait plus
de la flagellation sévère qu'elle avait subie vingt-
quatre heures auparavant.

Quand nous eûmes terminé l'examen en question, le docteur lui dit de rabattre ses jupons.
Elle obéit et se tint comme tout à l'heure droite
devant nous, mais elle semblait honteuse et jetait
des regards timides de mon côté. Comme j'étais

assez cruel à ce moment-là, je ne pus contenir le désir violent que j'avais de la voir encore flagellée devant moi.

J'étais tout à fait démoralisé, et la vue de la croupe plutôt effrayante de la pauvre Anna "défigurée", sillonnée de raies livides, au lieu d'exciter ma pitié, me donnait de violents désirs. Je pense bien que la jeune femme s'aperçut de mon agitation et qu'elle en devina les motifs, mais je ne crois pas que Lazareff ait rien remarqué. Il adressa quelques mots à Anna et celle-ci répondit avec une grande animation, frappant les mains et secouant la tête avec énergie. Puis il rappela la gardienne qui emmena la prisonnière.

Lazareff m'apprit alors qu'Anna avait dit que c'était la première fois qu'elle avait été flagellée et que cela l'avait fait tant souffrir qu'elle prendrait bien garde de rien faire pour encourir à nouveau une telle punition. Il ajouta : "Vous avez pu voir par vous-même qu'elle est tout à fait remise. Une flagellation de cinquante coups, convenablement appliquée, comme celle d'hier, ne peut causer aucun dommage à la santé d'une jeune et vigoureuse femme telle qu'Anna. Elle ne pourra pendant deux ou trois jours s'asseoir

sans éprouver quelque gêne et dans une quin-
zaine au plus la dernière marque aura disparu.
Je vais la garder aujourd'hui à l'infirmerie, mais
elle ira travailler dès demain."

Nous causâmes ensemble quelque temps encore
de la discipline en vigueur dans la prison et il
me rapporta de curieuses anecdotes touchant la
verge et son usage. Il me dit qu'il avait constaté
que durant ses vingt-cinq ans de service, il avait
assisté à la flagellation de plus de mille condamnés, sur lesquels il y avait plus de trois
cents femmes et jeunes filles.

Il me dit également qu'un mois auparavant,
une des prisonnières nihilistes, une jeune et
charmante femme qui avant sa détention avait
tenu un rang dans la haute société de Pétersbourg, s'était vu liée sur le banc de torture et
avait reçu vingt-cinq coups pour insubordination,
précisément pour le même motif qu'Anna.

Je songeais à part moi que si j'eusse été présent, je n'aurais pu m'empêcher de trouver ce
spectacle fort excitant.

Comme il n'y avait plus pour moi rien de
particulier à voir, je quittai la prison et Lazareff
m'accompagna à l'hôtel où il me tint société le
reste de la journée et dîna avec moi.

Nous passâmes une soirée fort agréable et nous nous quittâmes avec mille bons souhaits.

Je fais en ce moment mes préparatifs pour mon départ pour Irkoutsk et pense pouvoir quitter la ville de Tomsk d'ici une couple de jours.

Il y a à Irkoutsk une prison et Lazareff m'a donné une lettre d'introduction auprès du médecin.

Peut-être aurai-je la chance de voir encore flageller une femme. Vous le voyez, je suis devenu un "fervent de la verge."

Je termine ici cette longue lettre : je pense qu'elle vous amusera ! Quand j'aurai gagné Irkoutsk, je vous écrirai de nouveau et si j'assiste encore à quelque flagellation, surtout d'une femme, vous en aurez tous les détails.

Et maintenant à bientôt.

Bien sincèrement à vous.

DE X***

LA FLAGELLATION PÉNALE.

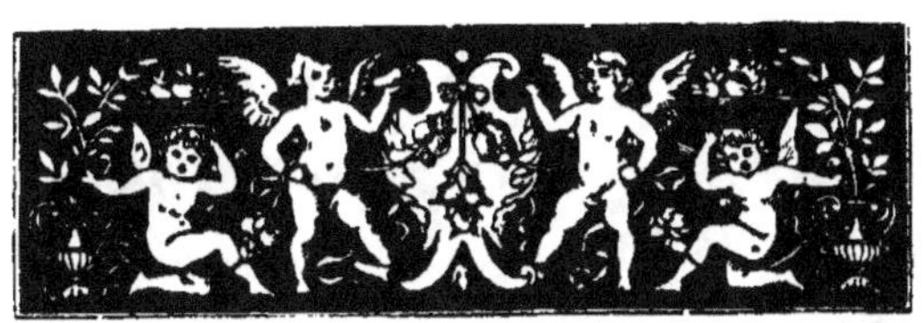

LA FLAGELLATION PÉNALE.

La flagellation, sous les divers noms de flagellation, de fustigation, de peine du fouet fut un genre de punition fréquemment employé autrefois et l'on peut facilement s'en convaincre en consultant les annales du Moyen-Age jusqu'à même une période relativement récente.

De nos jours le courant de l'opinion publique s'est tourné contre l'usage de la verge et beaucoup soutiennent qu'un tel mode de châtiment ne doit pas être pratiqué et cela dans l'intérêt même de la justice parce qu'il ne tend, affirment-ils, qu'à endurcir en même temps qu'à avilir le criminel. En plus de son effet moral pernicieux, des raisons psychologiques sont aussi données pour en interdire l'application aux femmes ; les

tissus du corps féminin sont plus vasculaires
que ceux de l'homme et par conséquent plus
disposés à la souffrance et à de permanents
dommages causés par les cinglements de la verge.
D'un autre côté, les défenseurs de cette pratique
assurent que la flagellation est la punition la
plus appropriée et la seule efficace pour certains
crimes ; et que sur certaines natures, c'est sans
contredit la crainte de cette punition qui semble
avoir le plus d'influence. Bien que la flagellation
appliquée sans distinction et d'une façon non
judicieuse soit mauvaise que ce soit dans les
écoles ou dans les prisons, les leçons du passé
et l'expérience montrent que son application
raisonnée est calculée pour favoriser les intérêts
de la vertu et de la bonne conduite. Par exemple,
la flagellation pourrait convenablement être in-
troduite dans beaucoup d'établissements publics
et des délits graves commis dans nos "Work-
houses" pourraient être châtiés de cette façon.
Nous ne plaiderions pas, certainement, pour un
retour aux anciens procédés, tels que la flagellation donnée en pleine rue sur le dos d'un criminel
lié à l'arrière d'une charrette ; d'autant plus
que les condamnations pour vol avec violence
et autres crimes de ce genre, nous le savons,

sont très utilement aggravées d'une condamnation
à la peine du fouet venant s'ajouter à celle de
la prison et du "hard labour." Il existe toutefois
de nos jours une tendance à sacrifier la justice
à la pitié et à traiter avec indulgence les criminels et l'on peut se demander si cette tendresse
excessive n'amènera pas dans l'avenir des résultats
désastreux. Mais laissons cette discussion et
reprenons notre histoire.

Les Egyptiens ont immortalisé cette coutume
sur leurs monuments et dans leurs hièroglyphes.
Les Juifs ont reçu d'une main libérale le nombre
constitutionnel de coups de verges, ainsi qu'il
appert de nombreux passages de l'Ancien Testament, tel que la réponse bien connue de Rehoboam
à la députation envoyée par son peuple "Mon père
vous a châtié avec des verges, moi je vous
châtirai avec des scorpions," sans faire mention
des flagellations actuellement en usage parmi
les nations de l'Orient, faisons observer de
suite que le mode de châtiment, en ce qui
concerne du moins les nations Européennes est
un legs de la loi Romaine. Bien que la pratique
en fut tombée à de certains moments presque en
désuétude, elle tient une large place dans le code
Romain, et les nations modernes l'ont approuvée

en l'introduisant dans leurs actes législatifs.
Tandis que la manie de la flagellation florissait,
avec quelle vigueur! dans les monastères, les
verges et le fouet faisaient leur œuvre dans les
prisons chaque jour et partout. Les hautes
classes furent parfois exemptes de ce châtiment
mais des passages d'ordonnances de Henri IV
et de Louis XIV montrent que des nobles
furent condamnés à être fouettés en public.
Nous mentionnerons l'exemple de Boniface, Marquis de Toscane, père de la Comtesse Matilda et
le plus grand prince d'Italie du temps, qui fut
fouetté devant l'autel par un abbé pour avoir
vendu des bénéfices, cela vers le milieu du XIe
siècle. Wallam dit que le délit en question était
beaucoup plus commun que le châtiment mais
que les deux réunis donnent un bon exemple de
ce qu'étaient les moeurs de l'époque. Les autres
nations diffèrent peu sous ce rapport. Dans toute
l'Europe, des femmes de mauvaises moeurs étaient
fouettées au coin des rues, d'autres et des jeunes
filles moins dissolues l'étaient dans les maisons
de correction et dans les prisons, beaucoup d'entre
elles sur la partie inférieure du corps ; tandis
que dans les galères, les criminels nus jusqu'aux
reins étaient horriblement fouettés de verge. En

Hollande on attachait les condamnés au pilori
et on les flagellait sur la place du marché avec
de longues verges ; ils recevaient toujours trente
coups et souvent soixante ou soixante-dix sur
le dos nu. Ce n'est que depuis peu que l'on a
aboli dans ce pays la flagellation publique des
femmes.

En Italie chaque district, chaque province,
chaque ville eut à un moment sa méthode
particulière de châtiment corporel. Le code criminel de Toscane publié par le duc de Toscane
en 1786 montre que même à cette date la
flagellation était considérée comme l'un des
meilleurs appoints pour le maintien de la loi et
de l'ordre. Au début de ce code, il est dit que
le législateur ne l'a publié qu'après en avoir
éprouvé l'utilité par une longue expérience, et
qu'ayant de son autorité souveraine adouci toutes
les peines depuis vingt-ans qu'il régnait, il avait
vu les crimes diminuer d'importance et de nombre,
certains mêmes ne plus se commettre. L'édit
prononce ensuite l'abolition de toutes les peines
capitales : la marque, l'estrapade, et tous les
châtiments qui mutilent ; la torture, la confisca-
tion des biens et des états. La proportion des
châtiments aux crimes est ainsi indiquée : de

légères amendes, n'excédant en aucun cas 300 couronnes ; la flagellation à huis clos ; l'emprisonnement ne devant jamais excéder un an : le bannissement à une distance plus ou moins grande ; le pilori, sans bannissement ; le pilori, avec bannissement ; la flagellation en public ; la flagellation en public, le coupable monté sur un âne ; pour la femmes, internement dans une maison de correction pendant un an ou plus ; dans le cas d'internement à vie, punition remplaçant celle de la mort, revêtissement par le criminel d'un habit spécial portant écrit "dernier supplice" ; pour les hommes, condamnation aux travaux publics dans les mines de l'Ile d'Elbe ou sur les bateaux-sondes de Leghorn, etc., dans le cas où la peine serait prononcée pour plus de trois ans ; et si la condamnation est pour la vie, revêtissement comme pour les femmes d'un habit spécial, une double chaîne aux pieds rivée à un anneau, les pieds nus et assujetissement aux travaux les plus pénibles.

La fustigation, soit à l'aide de baguettes, soit à l'aide de verges, telles sont les divers modes d'infliction de ce genre de supplices que l'on trouve dans les plus vieux recueils de lois et dans les archives judiciaires de l'Allemagne. De multiples abus ont été commis à ce propos dans les maisons de correction. En Allemagne et en Suisse, les magistrats et les juges avaient un pouvoir presque illimité en cette matière, et pour les plus minces délits, condamnaient des malheureux à être fouettés avec un jonc. Dans certaines villes on plaçait les femmes condamnées dans une machine très ingénieuse et construite de telle sorte qu'elles n'y pouvaient faire le moindre mouvement et que les coups s'appliquaient avec une implacable uniformité. On peut encore voir une de ces machines dans l'ancienne prison de la Hague. Dans certains cas, les femmes pouvaient garder sur leurs corps au moins un vêtement voilant la chair et c'était une femme qui les flagellait, mais en général cette idée de faire un sacrifice de ce genre à la décence était écartée. Les femmes étaient fouettées par douzaine dans les cours de police en Hollande et le spectacle était jugé si intéressant que des personnes payaient les officiers pour avoir le droit d'y assister. L'Angleterre vit aussi donner à la flagellation une vogue considérable. Quand les domestiques étaient tous serfs ou esclaves, comme durant la période Anglo-Saxonne, la flagellation était la punition communément usitée

pour tout délit ; c'est pourquoi, il n'était pas
rare, ainsi qu'en témoigne l'histoire, de voir des
domestiques flagellés jusqu'à la mort par ordre
de leurs maîtres ou maîtresses.

Les canons ecclésiastiques et les collections des
miracles locaux rapportent de nombreux récits
du traitement cruel auquel furent soumises des
femmes esclaves et les anciens manuscrits enlu-
minés donnent des illustrations où l'on voit la
méthode employée en Saxe pour administrer la
verge. Dans l'un de ces manuscrits, le coupable
est vigoureusement fouetté **par deux** exécuteurs.
Le patient, entièrement nu, est attaché par les
pieds et chaque exécuteur le flagelle à l'aide
d'un très petit faisceau de verges. Dans une
peinture de la version d'Alfric de la Genése,
l'homme fouetté, au lieu d'être attaché par les
pieds est attaché par le milieu du corps et les
jambes écartées dans la position la plus singulière. Les dames Saxonnes n'hésitaient pas à
donner des verges à l'occasion de leurs propres
mains à leurs femmes. Une histoire que raconte
William de Malmesbury nous met au courant
de cette particularité. Il dit qu'alors que le roi
Ethelred était enfant il irrita un jour sa mère
à un tel point que celle-ci n'ayant pas de fouet

sous la main le battit avec des chandelles qu'elle
trouva sous sa main et si vivement qu'il s'évanouit.
Aux beaux temps de la reine Elisabeth, le
Whipping-post (poste de flagellation) existait
dans chaque ville et dans chaque village.

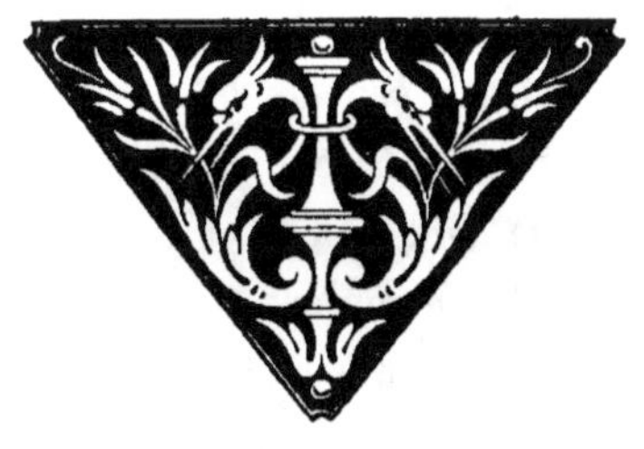

LA PEINE DU FOUET

AUX VOLEURS ET AUX "ÉTRANGLEURS".

On appliquait autrefois la peine du fouet aux voleurs ainsi qu'aux vagabonds.

Sur une liste des prisonniers ayant comparu devant la cour de "Old Bailey" en Décembre 1689, nous trouvons les noms suivants : Mary Lamb, coupable d'avoir volé une cuiller en argent d'une valeur de 9,5 (11 fr. 25) à William Story de Saint Martin des Champs, de Londres chez lequel elle était domestique ; Jane Peel, ayant volé de l'argent et des bijoux d'une valeur de 30 ou 40 livres sterling, et Hannah Basset ayant volé une pièce de drap valant 4 livres sterling. Toutes trois furent condamnées à être fouettées en public : la première sur le chemin qui va de la prison de Newgate aux Barres de Holborn, les deux autres sur le chemin de Newgate à Aldgate.

Sur une liste datée de l'année suivante 1690, nous trouvons, comparue devant le même tribunal : Jane Sympson dite Bibbey condamnée également à être fouettée depuis la prison jusqu'aux Barres de Holborn pour avoir volé quelques objets à son maître, Mr. Todd. Une partie des objets dérobés avait été retrouvée sur elle. Dans chacun de ces cas, la condamnation était prononcée comme ne portant que pour un vol d'objets ne dépassant pas la valeur de 10 pence. Cette restriction permettait d'épargner à certains voleurs la peine capitale.

Citons ce cas très curieux d'un homme qui réclama pour n'avoir pas été, ainsi que l'exigeait la loi, condamné au fouet (Vol. 86 du *Gentleman's Magazine*). "Le Lord Mayor ayant condamné un ouvrier raffineur de sucre à la maison de correction pour avoir quitté son travail sans prévenir son patron avec lequel il avait eu une discussion à propos d'une question de salaire et cet ouvrier n'ayant pas reçu de correction corporelle pendant son incarcération, comme l'ordonnait le texte de la loi, intenta un procès au Lord Mayor devant le tribunal des plaids ordi-

naires pour ne s'être pas conformé au texte
de la loi et ne l'avoir pas fait fouetter pendant
son séjour en prison. Le jury fut obligé de lui
accorder un *farthing* (2 $^{1}/_{2}$ centimes) de dommages
et intérêts tout en réservant la question de droit!"

*   *

La loi qui permettait de fouetter les femmes
resta en vigueur jusqu'au commencement de ce
siècle. L'application en public de cette peine fut
aboli en 1817 par le statut N°. 57 de Georges
III chap. 57; trois ans après, l'application même
dans les prisons fut également abolie par le statut
I de Georges IV chap. 57.

Les lois plus récentes autorisent encore la
peine du fouet pour les "étrangleurs" (voleurs
qui guettent les passants attardés et leur lancent
un lasso autour du cou pour les renverser et les
dévaliser à leur aise [1] et pour les jeunes garçons
criminels.

Il y a quelques années, dans le but de mettre
un terme aux attaques nocturnes avec violence,
une loi fut promulguée, permettant au juge

---

[1] Vulgo : le coup du Père François.

d'user de son pouvoir discrètionnaire pour ajouter à la peine d'emprisonnement ou des travaux forcés, celle du fouet. Il parait toutefois que les juges n'usèrent qu'avec beaucoup de réserve de cette latitude qui leur était laissée. La première application de cette peine fut faite à Leeds. Deux "étrangleurs", Thomas Beaumont, âgé de 47 ans et Michael Ginty, âgé de 26 ans, avant de commencer leur temps de punition (cinq et dix ans de travaux forcés) eurent à subir chacun vingt-cinq coups du "chat à neuf queues".

La peine du fouet n'est plus de nos jours donnée en public, dans la rue, le délinquant attaché derrière une charette, mais elle est donnée dans l'intérieur de la prison, devant un nombre très limité de spectateurs : les fonctionnaires de ladite prison, les magistrats inspecteurs, des reporters et des prisonniers réfractaires. On fait assister ces derniers dans le but d'exercer sur leur moral une salutaire influence.

Dans le cas dont nous parlons plus haut, les exécuteurs étaient deux robustes geôliers. L'instrument dont ils devaient user était un nouveau "chat" venu directement du Ministère de l'Intérieur et spécialement fabriqué pour messieurs les "étrangleurs". Il consistait en un long manche

terminé par neuf cordes d'un mètre de long
environ, agrémentées de nœuds et dont les bouts,
tordus, avaient la dureté du fer. De fait, un
instrument à faire trembler le ruffian le plus
endurci. Beaumont, le premier, fut attaché à
une sorte de triangle élevé au centre de la prison,
on lui lia les bras et les jambes, le dos fut
entièrement mis à nu, seul le cou fut mis à
couvert. Chacun des geôliers lui administra douze
coups et, disent les journaux du temps, dès le
premier coup, le criminel se mit à gémir et à
se tordre comme s'il subissait la souffrance la
plus atroce. Quand on le détacha, presque
évanoui, sa peau était d'un rouge vif, couverte
de longues ecchymoses, bien que son sang n'ait
pas coulé.

Après lui, son compagnon fut attaché de la
même façon. Le premier coup lui fit pousser
des hurlements horribles ; il se démena si furieu-
sement qu'on dut le maintenir solidement. La
punition du premier avait duré une minute et
demie, celle du second dura deux minutes.

Il y eut, par la suite, de semblables exécutions dans cette prison de Leeds. John Edwards,
âgé de 36 ans, Salomon Robinson, 19 ans et
Joseph Robinson convaincus d'avoir commis des

attaques nocturnes au lacet, furent condamnés
aux travaux forcés et eurent également à subir
vingt-cinq coups du "chat à neuf queues."
Edwards fut le premier qu'on amena au poteau.
Il poussa des hurlements épouvantables et lutta
avec fureur, s'efforçant de renverser le poteau
auquel il était attaché. Joseph Robinson demanda
merci d'une voix lamentable mais il dut recevoir
les vingt-cinq coups. Le suivant, Samuel Robinson, subit sa punition en homme presque sans
murmurer. Malgré les soins du chirurgien chargé
de panser leurs dos lacérés, les trois forçats
continuèrent, pendant longtemps, dans leurs
cellules, à pousser des cris de douleur.

La prison de Newcastle vit également trois
ouvriers mineurs coupables de vol avec violence
recevoir dix-huit coups de fouet. Les détails
manquent sur cette exécution, les magistrats
ayant refusé l'accès de la prison aux membres
de la presse. L'Acte de Parlement, prétendirent-
ils, n'autorisait comme assistants que les fonctionnaires de la prison et les chirurgiens appelés
à surveiller l'application de la peine.

Aux assises de Chester, deux hommes nommés
Hart et Cooke, furent également condamnés
pour vol, à la flagellation et aux travaux forcés.

D'après une loi connue sous le nom de
"*Juvenile Male offenders act*" (Loi sur les jeunes
garçons criminels) promulguée en 1862, les
magistrats sont autorisés à faire fouetter som-
mairement les jeunes garçons au dessous de l'âge
de quatorze ans. Nous ne pourrions rien dire
au sujet de l'efficacité de cette loi, mais nous
pouvons citer un cas où elle semble avoir été
appliquée avec un peu trop de rigueur. D'après
un rapport présenté à ce sujet à la chambre
des communes, un enfant de six ans fut condamné pour avoir dérobé un petit canif de poche
à sept jours de *hard labour* et à recevoir douze
coups d'une verge de bouleau.

La loi en question précise de la façon la plus
formelle les conditions dans lesquelles la peine
doit être appliquée ainsi que le maximum des
coups. Pour des délinquants au dessous de quatorze ans les coups doivent être administrès sur
le derrière, au nombre de douze avec un verge
de bouleau. Pour ceux au dessus de cet âge,
l'instrument peut être ou une lanière de cuir
ou une verge de bouleau et le nombre de coups
ne doit pas excéder trente-six, appliqués sur
ladite partie du corps aussi sensible que charnue. Les verges te les lanières doivent être

soumises à l'approbation du Sheriff [1] du Comté,
qui doit également approuver le choix de la
personne chargée d'exécuter la sentence. Il faut
que la correction soit assez sévère pour que la
répétition en soit redoutée. Elle doit être infligée
en présence du Directeur et du Médecin de la
prison. Le Médecin a pour obligation d'examiner
le prisonnier avant la punition et s'il trouve
que celui-ci n'est pas en état de subir le nombre
de coups prescrits sans danger pour sa santé
il peut en diminuer le nombre. S'il croit que le
jeune prisonnier ne pourrait même pas supporter
la moitié de sa punition, la peine corporelle doit
lui être épargnée. Le médecin peut arrêter la
flagellation s'il le juge convenable. Lorsque le
criminel est condamné au fouet sans emprisonnement, cette peine doit lui être infligée dès le
lendemain de son arrivée à la prison, à moins
que le médecin ne décide de la remettre. Si cette
punition ne lui a pas été infligée dans les dix
jours qui suivent sa condamnation, le délinquant
doit être mis en liberté aussitôt sans subir de
peine corporelle. Lorsque, au contraire, le criminel doit subir l'emprisonnement on peut lui

---

[1] Sheriff, chef de l'exécutif dans le district, comme le
Préfet en France.

infliger la peine du fouet à tel moment qui semblera propice. Il est de plus recommandé, qu'afin de prévenir le cas où le criminel serait reconnu ne pas être en état de subir une punition corporelle, le jugement renferme une clause permettant de remplacer cette peine par une autre punition, suivant le cas.

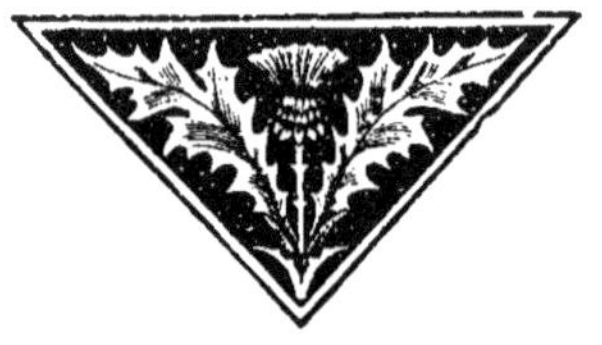

LA FLAGELLATION

DANS

LES MAISONS DE CORRECTION

ET DANS

LES PRISONS.

TAYLOR a écrit quelque part :

"Je crois que la Geôle est une école de vertu,
Une maison d'étude et de recueillement :
Un lieu de discipline et de réformation."

Cette opinion fut loin d'être celle du célèbre auteur anglais Smollett par rapport aux maisons de correction de l'ancien temps. Il fait dire à une des femmes qu'il met en scène, que la maison de correction est ce qui, sur la terre, donne la plus frappante image de ce que peut être l'enfer. Au milieu de scènes de rage, d'angoisse et d'impiété, au bruit des plaintes douloureuses et des

gémissements, on voyait des prisonnières con-
traintes d'exécuter des travaux au-dessus de leurs
forces et fouettées avec la dernière rigueur quand
elles succombaient dans cette tâche. Souvent, elles
perdaient connaissance au cours de leur torture,
pour se réveiller sous les coups et constater, une
fois délivrées, le vol de leurs vêtements par leurs
compagnes de misère. Réduite au désespoir le
plus farouche une des malheureuses dont parle
Smollett tenta de se suicider. Prise sur le fait,
elle eut à subir le lendemain comme punition
trente coups de verges.

Le "City Bridewell" à Londres qui donna
son nom à toutes les autres maisons de correction
du pays fut jadis un palais donné à la ville par
Edouard VI pour servir de lieu de détention aux
apprentis turbulents, aux mendiants ayant usé
de menaces pour demander l'aumône et autres
gens de désordre. Il y avait autrefois dans l'intérieur de la prison un portrait du donateur avec
l'inscription suivante :

"Cet Edouard d'heureuse mémoire le sixième,
Chez lequel la grandeur s'alliait à la bonté,
Donna ce *Bridewell*, jadis un palais,
Pour servir de maison de correction aux
vagabonds."

La donation avait été faite en 1553 à la demande de l'Évêque Ridley qui désirait en faire une maison de travail pour les pauvres en même temps qu'un lieu de correction "pour les prostituées, les gens sans âme et pour le fauteur de désordres et le vagabond qui ne veut se fixer nulle part pour travailler."

Les fustigations étaient appliquées au *Bridewell* pour des délits commis en dehors de la prison, mais les prisonniers pouvaient également y être fouettés par les geôliers et recevoir des coups de rotin s'ils ne travaillaient pas à la satisfaction du surveillant. Les femmes de mœurs légéres (du moins celles qui se livraient à des querelles et à du tapage ou que l'on trouvait en compagnie de filous et de voleurs des grands chemins) ainsi que les chenapans des deux sexes étaient amenés devant les magistrats qui les condamnaient à un temps déterminé de séjour au *Bridewell*. Le jour fixé pour la réunion habituelle des magistrats on faisait attendre les prisonniers jusqu'à midi. Les huissiers les introduisaient dans la grande salle devant la cour. L'accusation formulée, la sentence était rendue sur le champ portant, le plus souvent que le coupable serait châtié séance tenante, en présence du tribunal. Si c'était une femme, les huissiers s'emparaient de la malheureuse et la préparaient de suite à la flagellation en lui arrachant les vêtements qui lui recouvraient le dos. Le fouet était manié par le plus jeune des huissiers qui faisait tomber les coups sur le dos de sa victime jusqu'à ce que le président du tribunal jugeât bon de faire cesser le supplice en donnant sur la table un coup du marteau qu'il tenait en main; souvent, tandis qu'on fouettait ainsi une des malheureuses pensionnaires des *Bridewell* on entendait au dehors les vociférations de mégères rassemblées près de la prison et criant: "o bon Sir Robert, frappe! o bon Sir Robert, frappe!" Après sa fustigation la femme était remise aux mains des fonctionnaires de la prison. Elle accomplissait sa période d'incarcération en battant du chanvre pour en faire de l'étoupe.

La quatrième planche de la célèbre série des dessins de Hogarth pour " *The Harlot's Progress* " [1] représente l'intérieur de la prison du *Bridewell.*

---

[1] *La carrière de la prostitution.*

Demander à la Bibliothéque Nationale salle des Estampes, pour voir cette très curieuse gravure, la collection complète des œuvres de Hogarth.

On y voit des hommes et des femmes battant le chanvre sous les yeux d'un surveillant féroce, tandis qu'un jeune garçon, trop paresseux pour travailler, s'élève sur la pointe des pieds pour alléger ses mains emprisonnées dans un pilori. Au dessus de sa tête est un écriteau sur lequel on peut lire; "Mieux vaut travailler que se tenir ainsi."

A propos du "Bridewell" on raconte une assez plaisante histoire. Une certaine Madame Credwell, célèbre proxénète du temps de Charles II s'était vue souvent condamnée à la peine du fouet et finalement mourut prisonnière au *Bridewell*. Elle laissa un testament où elle manifestait sa volonté de voir prononcer à ses obsèques un sermon pour lequel le prédicateur recevrait dix livres sterling mais à la condition qu'il ne dise d'elle que du bien (Well). Le prédicateur parla de la morte en général et finit ainsi son discours: "La défunte a demandé que je ne parle d'elle qu'en *bien* (Well). Tout ce que je puis dire c'est qu'elle est bien née (*Well*), qu'elle vivait bien (*Well*) et est bien (*Well*) morte. Elle s'appelait en effet Cred*well*, vint à Clerken*Well* et mourut à Bride*Well*."

La flagellation des prostituées à Bridewell fut

réputée pendant quelque temps un spectacle. Ce
fut même tout à fait à la mode de se rendre à
plusieurs dans la prison comme à un lieu de
plaisir, tous les mercredis, jour où l'on flagellait.

Toutefois on ne flagellait pas toujours des
femmes. Souvent aussi on pouvait assister sans
bourse délier ni entrée de faveur, en pleine rue,
à ce spectacle odieux, quand il était encore
d'usage de flageller au cours d'une promenade
suppliciante quelque malheureux attaché derrière
une charrette.

De Foe, dans sa "Vie du Colonel Jack" donne
le récit très minutieux et circonstancié d'une
correction au *Bridewell*. Un des personnages du
récit, presque un enfant faisait partie d'une
bande abominable qui enlevait des enfants et
les envoyait en Amérique. La bande fut capturée
et incarcérée à Newgate. Le héros de l'histoire
s'exprime ainsi : "Quelle fut la punition infligée
à ces scélérats, je ne saurais le dire actuellement, mais leur capitaine qui n'était encore qu'un
jeune garçon, fut condamné à être trois fois
sérieusement fustigé au Bridewell. Le Lord Mayor
ou premier magistrat de la ville lui fit remarquer
que cette sentence avait été prononcée par pitié
pour lui éviter la pendaison, qu'il avait bien

cependant une figure à le faire pendre et qu'il
prenne en conséquence bien garde à lui. La
physionomie de ce jeune scélérat offrait en effet
le type le plus remarquable du criminel que l'on
puisse rencontrer. On entendit d'ailleurs plusieurs
fois encore parler de lui. Il était déja emprisonné
au Bridewell quand nous sûmes qu'on s'était
emparé de lui et nous allâmes, le major et moi,
pour le voir. La première fois que nous nous
rendimes à la prison, il venait justement d'être
extrait de sa cellule pour subir la flagellation
conformément à la sentence prononcée. On avait
ordonné qu'il fut sévérement fouetté et cet ordre
fut exécuté à la lettre. L'Alderman, président
du Bridewell qu'on appelait, je crois, Sir
William Turner, continuait pendant l'exécution,
à lui faire la morale, lui rappelant sa jeunesse,
quel dommage ce serait qu'un si jeune garçon
vint à être pendu et bien d'autres choses encore!
quel crime il avait commis en enlevant de
pauvres enfants innocents etc. Pendant ce discours, l'homme à la plaque bleue (l'huissier) le
fouettait sans miséricorde; il ne devait s'arrêter
que sur un signe de Sir William. Le pauvre
capitaine se démenait et dansait sur place en
hurlant comme un fou. Je dois dire que j'étais

saisi moi-même d'une mortelle frayeur. Je ne
pouvais l'approcher bien entendu mais je vis
plus tard dans quel état ce supplice l'avait mis.
Son dos était couvert d'ecchymoses et saignait
en plusieurs endroits. Je faillis mourir d'horreur à
cette vue. Je fis tout mon possible pour consoler ce
malheureux quand il me fut permis de l'approcher.
Mais ce qui devait lui arriver était pire encore puisque sur son dos meurtri d'une semblable façon, il dut
subir encore deux flagellations aussi rigoureuses.
Et cela fut si terrible qu'il dut être dégoûté pour
longtemps du métier de voleur d'enfants."

Tandis que de telles exécutions avaient lieu
dans l'intérieur de Bridewell, on continuait à
fouetter publiquement certains coupables attachés derrière une charrette conduite à travers
les rues de la ville. Les pélerinages de ce genre
les plus ordinaires et les plus doux avaient lieu
de Newgate à Ludgate et de Charing Cross à
Westminster, mais de certains criminels eurent
à se courber sous le fouet depuis Newgate jusqu'à Charing Cross. Il y avait, sur les côtés de
la rue, un grand nombre de bornes et autres
obstacles et quand la charrette venait s'y heurter,
le bourreau redoublait les coups sur le dos de
la malheureux victime.

Au nombre des punitions infligées aux délinquants dans les maisons de correction modernes,
se trouve la flagellation avec les verges et avec
le rotin. Le rotin pour de légères infractions à
la règle et les verges pour évasion ou tentative
d'évasion. M. Blanchard Jerrold a fait la description d'une ou deux punitions de ce genre
qu'il vit appliquer devant lui à la maison de
correction pour garçons à Feltham. "Les punitions corporelles dit-il, sont administrées par un
grand et musculeux maître instructeur de gym-
nastique qui a, je crois, servi dans l'armée.
Toutefois le registre des punitions montre qu'il
n'est pas souvent appelé à déployer sa force
musculaire. Quelques coups de rotin sur le plat
de la main ou une douzaine avec des verges
sont appliqués pour beaucoup de délits, tels que :
très grave insubordination, tentative d'évasion.
J'ai été témoin de trois punitions au rotin et
de deux flagellations avec les verges. Pour cette
dernière punition, le gamin, dévêtu, était étendu
sur une table et solidement maintenu par deux
ou trois hommes, tandis que le sergent instructeur lui administrait très sévèrement avec un
long paquet de verges de bouleau le nombre de
coups qui lui étaient alloués. Quand c'était le

rotin, le robuste sergent faisait siffler cet instrument dans l'air et le faisait claquer sur la paume de la main du gamin qui se tordait de douleur comme un ver blessé.

Les documents statistiques ou autres font défaut qui permettraient de savoir jusqu'à quel point ces flagellations publiques ou privées ont pu servir à diminuer le nombre des crimes. Nous avons cependant un cas bien authentique d'un homme qui fut publiquement fouetté et qui parvint néaumoins plus tard à occuper une position éminente. James Macrae commença en effet sa vie publique par une flagellation *coram populo*, qui lui fut administrée dans les rues de la ville d'Ayr, en Ecosse. Macrae était un garçon d'un tempérament fougueux et se trouvait à tout moment mêlé à quelque bruyante aventure. Cependant on ne sait pas pourquoi il fut châtié. Peut-être avait-il dérobé quelques pommes dans un verger ou commis quelque léger méfait de ce genre. Toujours est-il que, humilié par sa punition, il disparut de son pays natal. Il fut absent pendant de longues années et l'on n'entendit plus parler de lui quand enfin on le vit revenir avec le titre de gouverneur de Madras. S'étant enrôlé comme simple soldat, il s'était par la bravoure élevé jusqu'au grade d'officier supèrieur et revint en Ecosse possesseur d'une fortune importante.

A l'époque dont nous parlons, la flagellation se donnait dans toutes les prisons du Royaume Uni, de même que publiquement, comme nous l'avons dit, derrière une charrette. Les magistrats des bourgs et des comtés assumaient une grande responsabilité en rendant des sentences ordonnant cette peine. Un certain magistrat Ecossais l'ordonnait un peu à la légère, sans même avoir l'instruction formelle et sans avoir recueilli des témoignages concluants. Une jeune femme ayant été condamnée par lui à être fouettée essaya de se faire enlever sa peine en alléguant qu'elle était mariée. "Vous êtes mariée? lui dit-il." — "Oui, Monsieur, répondit la femme." -- Alors, il n'y en a que plus de honte pour vous à vous trouver ici aujourd'hui et, se tournant vers le geôlier, le magistrat ajouta: "Frappe-la bien, frappe-la fort!"

A cette même époque, la flagellation des deux sexes se pratiquait sur le continent, dans les prisons d'Allemagne et d'Italie. L'abrogation de cette peine en Allemagne est même récente. Il y eut un moment où tout prisonnier, dans ce pays, était fouetté à son entrée et à sa sortie de prison! Dans certaines prisons on montrait aux visiteurs, à titre de curiosité, les instruments qui servaient à la flagellation et d'autres appareils de supplice.

Un fait se rapportant à la flagellation d'une servante, en Hollande, est intéressant à noter, la victime étant innocente. Elle avait été accusée et convaincue d'avoir volé sa maîtresse. Les preuves du vol avaient été données par cette dernière qui, d'ailleurs, avait elle-même placé dans la malle de sa bonne les objets soi-dirant dérobés. La malheureuse bonne fut fustigée, marquée au fer rouge et condamnée aux travaux forcés dans une maison de détentiou. Pendant qu'elle subissait sa peine, on découvrit que sa maîtresse était la véritable coupable. Celle-ci fut donc poursuivie, condamnée à être fouettée de la façon la plus impitoyable, doublement marquée et envoyée aux travaux forcés à perpétuité. De plus, le tribunal qui avait condamné la servante sans preuves suffisantes fut obligé de lui payer une forte somme à titre d'indemnité.

En 1807, dix jeunes demoiselles appartenant à des familles très respectables, quelques unes du rang le plus élevé, furent enfermées sur la demande de leurs parents pour insoumission

dans la maison de travail d'Amsterdam ; on les
obliga de porter un costume particulier comme
marque de dégradation ; elles durent même en
certaines occasions subir des châtiments corporels.
Des femmes coupables d'ivrognerie étaient également incarcérées dans cette maison et furent
souvent obligées de subir la flagellation.

On pouvait voir encore tout récemment un
instrument de punition d'une sévérité digne du
moyen-âge. On l'appelait le "cavaletto". Il était
employé contre ceux accusés de crimes ordinaires
et particulièrement les prisonniers récalcitrants.
C'était une large dalle de marbre ou de pierre
devant laquelle le prisonnier était forcé de se
mettre à genoux, l'estomac collé contre cette
dalle, les chevilles attachées à des anneaux fixés
en terre les poignées à d'autres en avant, de sorte
que le moindre mouvement lui était interdit.
C'est alors que la torture commençait. On assénait
sur son dos et sur ses épaules nus, selon la
gravité du délit vingt-cinq coups ou davantage
d'une forte lanière en cuir, de deux pieds de
long environ.

Dans les prisons de Hongrie, on emploie un
mode de flagellation analogue, cette punition
étant encorè légale. La loi de ce pays permet-

tait au seigneur ou à son bailli d'infliger, de sa propre autorité, jusqu'à vingt-cinq coups de bâton à un de ses paysans comme punition sommaire. Le paysan tenait à honneur de subir sans broncher cette bastonnade. Un tel héroïsme avait pour résultat de le rendre irrésistible aux yeux de sa belle qui lui payait avec usure en baisers les coups qu'il avait soufferts.

Cette punition n'est plus appliquée que judiciairement. Le banc de la bastonnade est un accessoire obligé de toute prison. C'est un banc peu élevé sur lequel le patient est étendu et attaché. Quand le patient y est couché et ficelé en quelque sorte, le *haiduk* se met à côté de lui, tenant en main une longue baguette de coudrier de l'épaisseur d'un doigt dont il lui porte un rude coup sur le dos nu et, une minute après, un autre coup et ainsi de suite, de minute en minute jusqu'à ce que le nombre de coups ordonné par la sentence ait été infligé. Il faut beaucoup d'habileté pour administrer convenablement cette punition, de façon à infliger le maximum de douleur, avec un minimum de dommages pour le corps. Personne n'est autorisé à l'appliquer avant de s'être perfectionné dans cet "art" en s'exercant sur un sac rempli de bourre.

Les prisons de Hongrie sont souvent de vieux châteaux et les portes d'entrée en sont habituellement ornées de menottes, fers, fouets, martinets et autres instruments de punition et de torture.

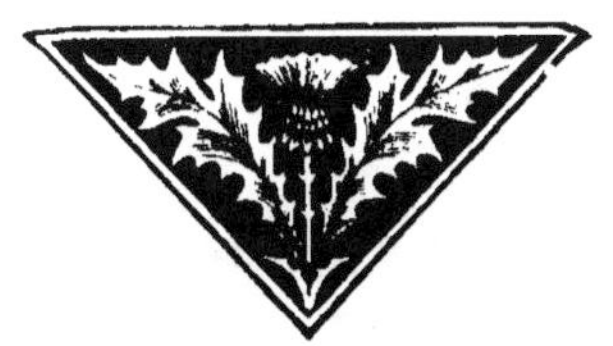

SUR LA KLEPTOMANIE.

SUR LA KLEPTOMANIE. [1]

La Kleptomanie ou monomanie du vol se présente sous des formes nombreuses qui, toutes, peuvent affecter des rapports avec la menstruation ; mais il en est une sur laquelle j'insisterai de préférence à cause des liens plus étroits qui l'unissent à la fonction ovarique. Je veux parler de cette forme presque toute parisienne, étudiée avec tant de talent et de finesse d'observation, sous le vocable de *vol à l'étalage* par le professeur Lasègne, Legrand du Saule, Lunier, Letulle, etc., et qui a été l'objet de nombreuses et savantes discussions au sein de la *Société de Médecine légale* [2].

[1] *La Femme pendant la période menstruelle* étude de psychologie morbide et de médecine légale par le Dr. S. Icard Paris (Alcan) 1890.

[2] Voir le Bulletin de la Société, t. VIII, p. 1880.

15

Il n'est pas rare d'apprendre qu'une grande dame vient d'être surprise, dans un magasin, en flagrant délit de vol. Ceux qui sont à l'affût des scandales, peuvent nous assurer que la chose est même assez commune [1]. On fait force bruit autour de cette affaire, étant donné les titres et qualités de la délinquante. Celle-ci, traduite en justice, est le plus souvent l'objet d'une ordonnance de non-lieu, mais non toujours et nous en citerons qui ont dû expier un moment de délire par la perte de leur honneur et les peines de la réclusion.

Ces vols s'observent de préférence dans les grands magasins de Paris (*Louvre*, *Bon Marché*, *Printemps*). Les femmes se promènent dans ces magasins, comme sur une place publique, avec liberté entière de tout voir et de tout toucher.

Un art diabolique, inspiré par l'esprit mercantile du jour, a présidé à ces étalages luxueux, fascinants où tout est prévu, disposé en vue de réveiller l'instinct d'appropriation. "On Com-

---

[1] Le 4 février 1889, jour d'exposition, 49 voleuses ont été arrêtées dans les magasins du Bon Marché : parmi elles, des marquises, des comtesses, des baronnes et autres grandes dames des nobles faubourgs.

prend, dit le professeur Lasègne [1], qu'étant
donné ces incitations, les faibles succombent et
que leur défaillance soit non pas excusée mais
motivée.

Les voleuses à l'étalage doivent être divisées
en deux classes. La première comprend celles qui
agissent avec conscience de leur méfait : elles
sont pleinement responsables et du ressort des
tribunaux ; la deuxième, celles qui, prises de vertige
kleptomaniaque, cèdent à une impulsion et dont
l'acte n'est qu'un réflexe d'origine cérébrale,
puisqu'il est né d'une idée instinctive involontaire :
leur responsabilité est atténuée ou nulle, elles
relèvent de la pathologie mentale. Les premières
sont très habiles et échappent souvent à la surveillance ; les autres sont maladroites et tombent
toujours sous les coups de la police. Ce sont le
plus souvent de jeunes femmes appartenant à
des familles honorables, d'une conduite exemplaire
et d'un passé sans tache.

Ce qu'elles convoitent est sans valeur : c'est
ordinairement un petit objet de toilette. Elles
pourraient l'acheter ; mais non, il faut qu'elles

---

[1] Lasègne. *Archives générales de médecine*, février 1880,
p. 158.

le volent, et encore, si c'était pour s'en servir :
le vol commis, presque toujours, elles se débar-
rassent de l'objet ou vont le cacher ; semblables
en tout cela à la pie voleuse ou *gaza ladra* qui
vole pour le plaisir de voler. Interrogez ces
malades, dit Legrand du Saule [1], elles vous
répondent toutes : "Je ne sais pas pourquoi, c'est
incompréhensible ; je ne manque de rien, je n'avais
pas besoin d'un tel objet, j'avais l'argent pour
le payer."

Il est assez fréquent de voir ce délire coïncider
avec la menstruation, que celle-ci soit normale
ou pathologique.

Brierre de Boismont [2] nous dit que la monomanie du vol, perversion morale fort commune
parmi les aliénées, semble redoubler d'intensité
aux époques menstruelles.

Legrand du Saule a examiné au dépôt de la
Préfecture de Police, 105 voleuses caractérisées
ou étiquetées *pathologiques* ou *demi-pathologiques* :
on peut les diviser en deux catégories. A la
première appartiennent 49 accusées, filles ou
femmes, ayant présenté des signes non dubitables

---

[1] Legrand du Saule. Les hystériques, p. 444.

[2] Brierre de Boismont. *De la folie puerpérale. Ann. méd.
psych.*, 1851, p. 587.

d'aliénation mentale ou qui y étaient héréditairement prédisposées, avec plus ou moins de
manifestations hystériformes. La seconde se
divise comme suit :

Hystériques de 15 à 41 ans 41
Femmes enceintes 5
Autres. 10

L'auteur ne parle pas du rôle que la menstruation a pu jouer chez les 49 femmes de la
première catégorie ; mais il n'en est pas de même
pour les autres. Sur les 56 femmes, en effet,
qui la composent, 35 étaient en pleine période
menstruelle au moment où elles se rendirent
coupables du vol qui motiva leur arrestation,
et 10 étaient des femmes arrivées à l'âge critique
ou débilitées gravement à la suite de pertes
utérines abondantes.

Voilà certes une statistique assez éloquente et
qui se passe de tout commentaire. Je dois
cependant, pour la corroborer, faire remarquer
que la plupart des voleuses arrêtées dans les
grands magasins ne sont pas toujours livrées à
la justice. Lorsque la femme offre de bonnes
références et ne paraît pas trop suspecte, on se
contente de lui faire payer l'objet, de lui prendre
son nom, et on la renvoie après une légère

admonestation ; et c'est autant de perdu, car nul doute que nous trouverions chez ces femmes qui ne paraissent pas responsables aux yeux mêmes d'un vulgaire employé, de bons éléments en faveur de notre statistique.

Dans une intéressante ébauche de médecine légale sur les *voleuses honnêtes* [1], M. Letulle admet pour ces femmes un état de demi-démence pendant lequel des idées instinctives, se réveillant sous l'influence d'une violente sollicitation des sens, immobiliseraient la conscience et la volonté; et il ajoute que cet état est favorisé peut-être par la période menstruelle. Quoique donnant dans notre sens, M. Letulle ne me parait pas assez affirmatif. Au lieu de dire: *"favorisé peut-être"*, il aurait dû dire *"favorisé certainement par la période menstruelle."*

C'est l'avis de Legrand du Saule, lequel à écrit dans un autre ouvrage [2] sur le même sujet: "Lorsque des jeunes filles hystériques volent des objets qui peuvent leur servir, surtout des bibelots, des rubans, des parfums, *c'est*

---

[1] Letulle. *Gazette médicale de Paris*, 1er Oct. 1887, No. 40, p. 471.

[2] Legrand du Saule. *Ann. d'hyg. et de méd. lég.*, août et Sept. 1881, t. VI, p. 164 et 261.

*presque toujours pendant la période menstruelle
que le vol est commis.*

Il est une autre classe de voleuses pathologiques sur laquelle je veux dire un mot. Tandis
que des voleuses à l'étalage volent par une perversion du sens moral, inconsciemment et sans
savoir pourquoi, celles-ci semblent voler plutôt
par perversion des sens physiques, en connaissance de cause et avec d'excellentes raisons pour
expliquer leur vol. Ce sont des femmes qui
éprouvent des besoins irrésistibles, comme celui
de sentir telle odeur, de manier ou de briser
certains objets, de plonger les mains dans certains
liquides, mais surtout de goûter telle boisson ou
de manger tel aliment. Rien ne les arrête dans
la satisfaction de leur convoitise; si elles ne
peuvent acheter ce qu'elles désirent, elles se le
procurent autrement: par la violence quelquefois,
plus souvent par le vol. On a même rencontré
des femmes dont l'appétit ne pouvait être satisfait
qu'avec des aliments dérobés par elles.

Pareils désordres peuvent avoir leur cause dans
la menstruation. De Gardane (*loc. cit.*, p. 421)
nous dit même qu'ils s'observent *très souvent*
chez les jeunes filles au moment où s'établit la
fonction, chez celles qui sont mal réglées et

chez les femmes à l'époque de la ménopause. [1]

OBSERVATION LII. — Une jeune fille de douze à treize ans, bien constituée, d'une bonne santé habituelle, ne pouvait passer devant la devanture du magasin de son père, bijoutier, sans être entrainée, comme malgré elle, à voler à l'étalage de petites cuillères d'argent, qu'elle allait ensuite jeter dans la fosse d'aisance de la maison. Deux ans plus tard, cette fille était atteinte d'accidents hystériformes assez graves. (Dr. Lunier, *Ann. méd. psych.*, 1880, t. IV, p. 212).

OBSERVATION LIII. — Lambert, quinze ans et demi, se rend coupable de plusieurs vols et plusieurs tentatives d'incendie, et porte ses accusations sur une autre personne. Cette fille n'est pas encore réglée, elle ressent, de temps en temps, des douleurs de tête assez vives accompagnées de malaise et de courbature dans la région lombaire on ne constate aucune autre cause de son état psychique, si ce n'est le trouble apporté par l'approche de la menstruation.

Rapport d'Qllivier (d'Angers). Déclarée irresponsable par le tribunal. *(Ann. d'hyg. et de méd.*

---

[1] Voir également Hoffman : *De malo hysterico*, t. III, sect. III, cap. V. De nombreux auteurs rapportent des cas de *pica* et de *malaria* en rapport avec la menstruation.

légale, t. XXV, 1841, p. 110, et Legrand du Saule, *La folie devant les tribunaux*, Paris, 1864, p. 474).

OBSERVATION LIV. — Mme M..., hystérique est héréditairement prédisposée à la folie. Pendant des périodes menstruelles, on observait des absences momentanées de mémoire, une tendance très accusée à la mélancolie, des actes étranges et inexpliqués.

Une première fois, pendant l'une de ses grossesses, Mme M... a volé un ruban dans un magasin, et elle a immédiatement préparé avec ce ruban une petite cocarde pour un bonnet d'enfant. Depuis, et toujours pendant ses époques, elle a été instinctivement attirée vers les étalages des grands magasins, et il lui est arrivé un certain nombre de fois — elle l'avoue avec une très grande franchise — de se sentir inquiète, agitée et portée irrésistiblement à mal faire. Moins d'une minute après, sans qu'elle eût pu se rendre compte de ce qui s'était passé, elle s'éloignait, tenant à la main, aux yeux de tout le monde, un objet soustrait, qu'elle n'avait cependant pas désiré et dont elle n'avait nul besoin.

Arrivée à la ménopause, elle a été en proie

à un état nerveux très prononcé caractérisé par des troubles physiques et des égarements passagers de la raison. Sous l'influence déprimante d'une perte utérine abondante, elle commit encore dans les magasins du Louvre un acte certainement inconscient. Elle a été déclarée irresponsable. (Legrand du Saule, *Les hystériques*, Paris, 1883, p. 442).

Observation LV. — La veuve P.... est âgée de vingt-huit ans; elle s'est mariée à dix-sept ans. A l'âge de quinze ans, elle fut sujette à des accidents vertigineux survenus à la suite d'une suppression menstruelle déterminée par une vive émotion de rétablissement des fonctions menstruelles et plus tard le mariage semblaient avoir fait disparaître ces accidents, mais ils ne tardaient pas à reparaître plus graves même qu'auparavant.

Tous les mois, à l'époque des règles, Mme P.... était prise de véritables accès de folie avec hallucinations. Pendant ces crises qui duraient quatre à cinq jours, elle présentait souvent les allures d'une femme en état d'ivresse; elle chancelait, se tenait à peine sur les jambes; elle ne savait ni ce qu'elle disait, ni ce qu'elle faisait; elle se mettait à parler allemand, agissant et marchant comme une somnambule. C'était pendant ces

crises qu'elle avait commis les nombreux vols,
presque toujours insignifiants d'ailleurs, pour lesquels elle avait été arrêtée à plusieurs reprises
et qui lui avaient valu un séjour de deux mois
à Saint-Lazare et une condamnation à quinze
jours de prison. Pour son dernier vol qui consistait en 4 paires de bas, valant ensemble
2 fr. 60, elle fut déclarée irresponsable. (Lunier,
Ann. méd. psych., 1880, t. IV, p. 221).

OBSERVATION LVI. — Nous avons observé une
dame fort bien élevée, qui, pendant des menstrues
dérobe avec une adresse infinie tout ce qu'elle
trouve, soustrait ses larcins à toutes les recherches,
et s'emporte si on lui fait quelques observations
à ce sujet. Dans d'autres moments, elle répond:
"Si j'agis ainsi, c'est que je suis folle, c'est à
vous de me surveiller."

OBSERVATION LVII. — Emilie, vingt-quatre ans,
confectionneuse, hystérique, elle s'est rendue coupable de vol et a été déclarée responsable. Elle
présentait une suppression menstruelle datant de
trois ou quatre mois et un écoulement blanc
très prononcé. (Legrand du Saule, *Les hystériques*,
Paris, 1885, p. 438.)

OBSERVATION LVIII. — Mme X..., juive très
attachée à son culte, a dû assister au spectacle

de son frère abjurant sa religion pour épouser une chrétienne. Au moment de la cérémonie, elle est prise d'un spasme nerveux, perd connaissance. Les règles, survenues la veille, se suppriment ; elle se plaint d'un mal de tête atroce.

Le lendemain, on la voit sortir, la figure bouleversée, la toilette en désordre ; le soir, dinant avec son mari, ses enfants et sa domestique, dans un restaurant du Palais-Royal, elle est surprise par un garçon, au moment où elle cachait dans ses poches plusieurs couverts qui avaient servi au diner. Cette femme n'a pas d'aliénés dans sa famille, est dans l'aisance, a des antécédents les plus honorables ; elle fut acquittée. (Boys de Loury, *Ann. d'hyg. et de méd. lég.*, 1847.)

Observation LIX. — Mme C . . ., femme relativement aisée et à qui son mari n'a jamais refusé le nécessaire, a été arrêtée le 4 février 1878 sous l'inculpation de vol de chemises et de camisoles de femmes dans les magasins du Tapis Rouge.

Elle ne peut comprendre à quelle impulsion elle a cédé quand elle a commis ce délit ; dès qu'on lui en parle, elle fond en larmes et ne sait que répondre.

Mariée à l'âge de vingt ans, elle a fait trois

fausses couches. En 1873 après sa dernière fausse couche, elle a eu un accès de délire qui n'a eu que peu de durée, mais depuis la menstruation est devenue irrégulière et insuffisante, des pertes sanguinolentes, alternant avec des flueurs blanches, sont venues augmenter l'affaiblissement progressif de Mme X. C. Elle devient alors triste, bizarre, excentrique. La nuit, elle dort mal, rêvasse, éprouve des cauchemars; le jour, elle ne peut rester seule et va chez l'un ou chez l'autre; le soir elle attend son mari avec impatience et le querelle quand il est en retard de quelques minutes. Préoccupations exagérées relatives à sa santé; idées de suicide etc., etc. Elle a été placée dans une maison de santé. (Lunier, *Ann. méd. psych.*, 1880, t. IV, p. 225).

OBSERVATION LX. — La femme Ch...., vers les 2 heures du matin, est subitement prise de l'idée d'aller dérober des volailles. Obéissant à cette impulsion, elle vole vingt et une poules, et va avouer son vol à un marchand et à une voisine. Arrêtée le lendemain, elle menace de se tuer.

Antécédents héréditaires peu marqués. La menstruation s'est établie tardivement; dés cette

époque, son caractère devient irascible, jaloux ;
elle manifesta des tendances érotiques : son
amour pour de la famille, peu développé, il est
vrai fit place à de la haine.

Mariée, elle rendit son mari malheureux, l'accusait d'entretenir des relations avec ses voisines,
elle essaya même de le frapper avec un instrument
tranchant. Devenue enceinte, son état ne fut pas
modifié. A diverses reprises elle fit des menaces
de suicide.

L'aliéniste, chargé de son examen, constata
qu'à l'époque de ses règles, la femme Ch., dont
l'état s'était amélioré, redevenait agitée, voulait
sortir, préférait mourir, se montrait agressive,
déchirait ses vêtements ; puis de nouveau le calme
reparaissait. Déclarée irresponsable. (Legrand
du Saule, *Les hystériques*, Paris, 1883, p. 421).

Observation LXI. — Mme M ... a des antécé-
dants héréditaires. Le premier écoulement mens-
truel s'accompagna d'attaques de nerfs avec perte
de connaissance : les hémorragies étaient difficiles
et peu abondantes.

A l'âge de dix-huit ans, à la suite d'une
suppression, survenue sans cause appréciable,
mêmes accidents convulsifs auxquels se joignent
des désordres moraux que dissipa une perte

abondante. A certaines époques, particulièrement à celles coïncidant avec ses grossesses, ou avec les dérangements de la menstruation, on observait chez Mm M... une grande mobilité dans les idées dans la sensibilité : elle prenait en haine sans motif appréciable son mari, ses enfants, ses amis, et en dégoût sa position, ses occupations de ménage : quelque temps après, elle redevenait calme, raisonnable, économe, appréciait ses torts et s'efforcait de les réparer.

Insensiblement cet état fit des progrès. Les anomalies de la menstruation s'accrurent et avec elles tous les désordres psychiques, si bien qu'un jour, étant dans la période cataméniale, Mme M..., aisée d'ailleurs et ne manquant absolument de rien, déroba un coupon de dentelle, une paire de gants, une pièce de ruban dont elle se para le lendemain à un bal. Au retour, les règles parurent, et avec elles se dissipèrent tous ses troubles que leur absence avait occasionnés.

A plusieurs reprises et sous l'empire des mêmes excitations, cette dame vola des objets de peu de valeur. Condamnée enfin à treize mois de prison par un tribunal, elle fut acquittée par un autre.

Mme M... présenta en outre à plusieurs reprises, des accès de délire religieux. Naturellement peu religieuse, elle part un soir à l'approche de la nuit et va voir un abbé qu'elle avait connu lors de ses dernières couches. Elle lui parle de ses projets de réforme, de ses enfants, de son mari, ici des termes si expressifs que le vénérable prêtre est frappé de son imagination exaltée, du flux exagéré de ses paroles qu'il était impossible de modérer. "Elle était tellement absorbée dans ses projets religieux, ajoute l'abbé, qu'elle aurait, sans s'en douter, passé la nuit à en parler si j'eusse voulu l'écouter."

Après ses vols, elle courait se confesser et montrait le plus grand désespoir : les yeux baignés de larmes, le visage décomposé, elle ne voulait plus recevoir les consolations de la religion, s'en croyant indigne. (H. Girard, *Ann. méd. psych.*, t. VI, 1845, p. 231.)

OBSERVATION LXII. — Un jeune femme, appartenant à une famille honorable et dans l'aisance, comparait devant le tribunal correctionnel d'Amiens sous l'inculpation de vols nombreux. Cette femme s'est formée tard, et n'a jamais eu de régularité dans ses époques menstruelles qui sont restées quelquefois supprimées pendant trois ou quatre mois. Elle a toujours été sujette à des maux de tête, à des étouffements, à des spasmes qui redoublaient au moment des règles

Mariée à vingt et un ans, sa santé n'est pas devenue plus régulière. Elle est d'une grande sensibilité, et, au dire de son mari, agitée par des désirs très violents qu'il se déclare incapable de satisfaire toujours. Elle croit avoir fait une fausse couche. C'est seulement après cette époque qu'elle a commencé à se livrer au vol sous l'influence non pas seulement d'une tentation instantanée, mais d'une obsession constante ne pensant qu'à cela et sans cesse prête à recommencer. Malgré les conclusions du rapport médico-légal, elle fut condamnée. (Tardieu, *Etude médico-légale sur la folie*, p. 169).

OBSERVATION LXIII. — Mme B., ..., quarante-huit ans, veuve sans enfants, a une sœur aliénée ; elle a été arrêtée dans les magasins du Louvre sous l'inculpation de vol de dentelle et d'une robe. Six mois auparavant elle avait déjà subi une première condamnation pour vol. Or, elle était à son âge critique ; depuis douze à quinze mois, la menstruation était très irrégulière et elle avait parfois des pertes très abondantes. Elle prétendait que, pendant les époques menstruelles, surtout depuis qu'elles étaient irrégulières, elle était entraînée à prendre ce qu'elle trouvait à sa portée. Elle savait qu'elle faisait mal, mais elle ne pouvait résister à la tentation. (Lunier, *Ann. méd. psych.*, 1882, t. IV. p. 226).

Observation LXIV. Mme M....., cinquante-sept ans, était devenue depuis quelque temps difficile à vivre, elle se brouillait avec ses locataires et avec ses voisines. Elle s'est mise à boire de l'eau-de-vie pour se monter la tête et s'étourdir de ses ennuis; elle disait: *le sang la travaille.* Vols insignifiants dans les magasins du *Printemps*: acquittée. (Dunier, *Ann. mid. psych.*, t. IV, p. 230).

En face de toutes ces observations de l'éminent psychiste, auxquelles pourraient s'ajouter les savants écrits du docteur Paul Moreau (de Tours) et plus récemment du docteur Lacassagne, la société a tout intérêt à résoudre les graves problèmes provoqués par la kleptomanie chez les femmes. On peut facilement observer que dans les grandes maisons de nouveautés de Paris l'arbitraire et l'injuste règnent souvent à l'égard des petites bourgeoises qui se laissent tenter par un foulard multicolore et des grandes dames qui, ayant les moyens de se payer ce qu'elles veulent, filoutent aussi effrontément que leurs plus pauvres sœurs. Il faut dire que ces dames ne sont pas toujours poussées par des troubles à l'époque menstruelle. Beaucoup dépensent les sommes allouées par leurs maris ou leur père et pour obtenir des objets vraiment luxueux ne reculent pas devant le vol. Il serait certainement trop dangereux de donner aux chefs de ces maisons le droit d'infliger des punitions corporelles aux personnes prises en semblables circonstances, quoique ce droit paraisse avoir été exercé d'après le conte qui suit, par les chefs d'une grande maison londonnienne.

Nous donnons ce récit tel qu'il nous a été communiqué, ajoutant qu'on nous a a affirmé avec insistance qu'il était exact dans tous ses détails, sauf, bien entendu, en ce qui concerne les noms et dates qui pourraient le laisser identifier.

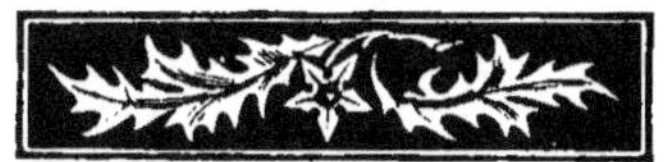

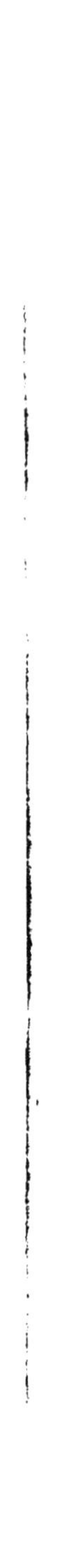

UN REMÈDE POUR KLEPTOMANE

UN REMÈDE POUR KLEPTOMANE.

Il y a quelques années, dans une des rues les plus commerçantes de Londres (West City), s'élevait une haute et puissante maison de six étages appartenant à MM. Brown, Sutton et Robins. Cette maison était toute entière occupée par leurs magasins.

On y tenait la draperie, la lingerie fine, la bijouterie et mille autres objets de nécessité ou de luxe, tout ce qui sert, en un mot, à l'habillement et à l'ornement du beau sexe.

Plus de cent employés, hommes et femmes étaient occupés dans les divers rayons et, par les beaux après-midi de la saison londonnienne, l'établissement tout entier s'emplissait d'une foule de femmes de toutes conditions, foule avide et empressée.

Une surveillance active ne cessait d'être exercée, mais en dépit de la vigilance et de la subtilité de ceux qui y étaient préposés, la maison ne laissait pas d'être volée quotidiennemt. Ces vols n'étaient pas seulement commis par des professionnelles, mais encore par de fashionables ladies.

Un après-midi, les trois associés s'étaient réunis dans un vaste appartement situé au sixième étage de l'établissement.

Cet appartement était meublé d'une façon très élégante et très confortable. D'artistiques peintures ornaient les murs; le plancher était recouvert de soyeux tapis de Turquie; aux fenêtres se drapaient d'amples rideaux cramoisis. Quelques chaises et deux canapés de grand style ornaient la pièce, dont l'ameublement se complétait d'un large et magnifique meuble d'acajou au couvercle de marbre sur lequel se trouvait une pendule et des candélabres. La chambre formait ainsi un lieu de repos d'un calme achevé, très retirée à l'abri de toute incursion fâcheuse. Tout le mouvement des affaires se trouvait en effet aux trois étages inférieurs et le quatrième et le cinquième étaient réservés aux marchandises. Un téléphone reliait ledit appartement à tous les autres locaux.

Brown, l'associé le plus âgé, était un homme corpulent, au visage fortement coloré, portant la barbe coupée en larges favoris gris comme sa chevelure. Il avait cinquante-cinq ans mais les portait allégrement. Marié et père de filles et de garçons déjà grands, il habitait à Clapham où il tenait une charge de marguillier et de membre du conseil de fabrique.

Sutton était un petit homme à la mine aimable et spirituelle. Son visage rasé, ses manières vives lui donnaient l'allure d'un jeune homme bien qu'il eût quarante-cinq ans et qu'il fut marié et père de plusieurs enfants.

Robins le plus jeune, trente ans, portait une moustache noire très effilée. C'était un aimable compagnon, épris de sport et qui se donnait des allures militaires. Il était grand admirateur de la femme et l'on disait que le petit appartement qu'il s'était fait installer à St. John's Wood était d'une grande élégance. Il montrait cependant une réelle compétence dans le maniement des affaires et les associés avaient la plus grande confiance en son habileté et en sa connaissance de la vie et de la mode à Londres.

Les associés étaient assis autour d'une table couverte de papiers et de registres; ils travaillaient en silence, examinant les comptes du dernier trimestre. Le plus âgé rompit enfin le silence pour montrer la balance qu'il venait d'établir.

Elle accusait un bénifice assez élevé. — "Vous le voyez, leur dit-il, nous avons bien travaillé ce dernier trimestre et il y a lieu d'être satisfait, mais vous constaterez en même temps que nous avons à insérer au compte des pertes plus de cent livres sterling, somme qui représente la valeur des marchandises qui nous ont été volées. Les surveillants déclarent que ces vols n'ont pas été commis seulement par ceux que l'on pourrait nommer des professionnels, mais encore par des dames d'une position sociale élevée et qui souvent étaient venues à nos magasins dans leur équipage. Quand on les arrête, elles mènent grand bruit, s'indignent et déclarent qu'il y a erreur et qu'elles s'apprêtaient à payer. Nous en avons poursuivi quelques-unes en justice, mais nous y avons perdu beaucoup de temps et d'argent. Nous n'avons d'ailleurs jamais obtenu satisfaction. Les coupables trouvent toujours un ou deux médecins qui les déclarent atteintes d'hystérie, irresponsables par conséquent et les magistrats se bornent à les réprimander. Il est évident qu'il y a une loi pour le riche et une pour le pauvre; car lorsque nous poursuivons une femme appartenant au menu fretin des voleuses, elle ne manque pas de goûter de la prison avec *hard labour*."

— Oui, dit Sutton, nous sommes volés par les "dames" le plus effrontément du monde. J'ai entendu parler d'une qui vient au magasin dans son coupé on l'a plusieurs fois surprise dérobant de menus objets ; interrogée, elle ne parait nullement interdite, rit comme d'une plaisanterie qu'elle aurait voulu faire et elle paye. Elle doit avoir, à maintes reprises, emporté sans être vue, bien des objets de diverses sortes.

— Eh! bien, fit remarquer Robins, il me vient à l'esprit une chose qui vous étonnera tous deux. La loi ne nous protége certainement pas, et les médecins sont toujours à la disposition de nos grandes voleuses pour leur délivrer des certificats de kleptomanie. Je ne crois pas à cette maladie ni à quoi que ce soit de ce genre, et je vous propose de légiférer nous-mêmes sur ce sujet. Nous punirons nous-mêmes la première *lady* qui sera prise en flagrant délit de vol.

— Comment la punirons-nous, dirent ses deux associés, l'air très étonné.

— Je vais vous le dire, répondit Robins. Nous la ferons monter ici, dans cette chambre, et nous lui donnerons une fessée bien appliquée sur le derrière nu puis nous la laisserons partir. Si elle refuse la fessée, nous la livrerons à la police et, si je ne me trompe, c'est la fessée que la dame choisira. Toutes ces voleuses-là nous volent depuis longtemps, ce qu'elles ne voleront pas ce sera la flagellation soignée.

Les deux hommes furent si étonnés sur le champ de la proposition hardie que leur faisait Robins qu'ils restèrent un moment sans répondre. Enfin, un éclair de gaité passa dans les yeux de Sutton et faisant claquer ses lèvres où se dessinait un malicieux sourire, il s'écria tout à coup :

— Pardieu! c'est une idée splendide.

Le vieux Brown frotta ses mains avec lenteur et d'une voix pleine d'onction.

— Je suis certain, dit-il, que les verges auront pour effet de détourner ces femmes de leurs sentiers pervers, mais j'ai peur qu'il n'y ait pour nous du danger à faire justice nousmêmes.

— Il n'y aura aucun danger, dit Robins. Cette chambre est parfaitement retirée de tout le reste de l'établissement et nous pouvons y faire ce qui nous plaira sans qu'aucune âme puisse avoir le plus léger soupçon de ce qui se passe.

C'est vrai, fit Sutton. Je suis convaincu que nous pouvons agir conformément au plan tracé et j'ajouterai que ma satisfaction sera parfaite de voir châtier une de nos voleuses.

Brown voyant ses deux associés du même avis, s'y rangea de suite. En réalité le vieux gentleman pensait en lui-même que ce serait un spectacle bien piquant de voir une dame du grand monde, élégamment parée, mettre sa croupe à nu pour y recevoir une bonne fessée.

— Qui fera l'office ? demanda-t-il en riant.

— Moi, répondit Robins. Je vais me procurer une paire de verges. Je sais une femme qui les fabrique d'excellente façon.

— Comment maintiendrons-nous notre belle victime ? demanda Sutton en riant.

Robins avisant un petit marchepied, répondit : "Nous pouvons l'attacher là et lui lier les poignets et les chevilles avec des mouchoirs. La patiente s'agitera sans doute avec rage et poussera des cris pendant que nous la fouetterons, mais personne, aux étages inférieurs, ne pourra entendre le moindre bruit."

Les trois hommes causèrent quelque temps encore sur ce sujet, puis ayant arrêté tous les détails de l'affaire, ils débouchèrent une bouteille de Champagne et burent au succès de la cure qu'ils allaient entreprendre auprès des dames souffrant de "kleptomanie".

Ils se séparèrent ensuite, se donnant rendez-vous pour deux heures dans le même appartement chaque après-midi, pour être prêt à tout événement.

Robins descendit aux magasins, donna un coup d'œil à tous les rayons et pria les surveillants de redoubler d'attention. Il leur dit en même temps qu'ils aient, au cas où une femme serait prise en flagrant délit de vol, à la conduire de suite à l'appartement directorial. Puis il alla flâner au Parc pensant, en regardant les élégantes promeneuses, qu'il croisait peut-être celle qu'il aurait bientôt sous sa main pour la fouetter. Ce Robins était grand amateur de flagellation, et il souriait d'aise en pensant au plaisir qu'il goûterait à relever les jupes de sa belle voleuse, abaisser son pantalon et à lui empourprer la croupe avec son fouet.

Le lendemain, à deux heures, les trois associés étaient réunis dans l'appartement. Robins montra les deux verges qu'il venait d'acheter. Chacune avait deux pieds de long, et se composait de six lanières, fines et serrées mais d'une rare souplesse.

Brown en prit une en ses mains et dit: "Il y a bien longtemps que je n'en ai tenu. J'avais l'habitude de fesser mes fils et mes filles quand ils étaient jeunes et je crois fermement à la vertu d'une verge bien appliquée. Celle-ci parait fameuse, ajouta-t-il en la faisant siffler dans l'air.

— Bien! dit Sutton. Petit garçon, j'ai été souvent fouetté, mais je n'ai jamais fouetté personne. Peut-être que je me paierai cela un de ces jours, ajouta-t-il, en clignant des yeux vers Robins.

— Sans doute, répondit en riant celui-ci, si vous vous en sentez le goût.

Ils restèrent ainsi tous trois à causer en fumant jusqu'à cinq heures et comme rien de nouveau ne s'annonçait, ils se quittèrent.

Trois jours se passèrent sans incident. Le quatrième jour, vers quatre heures, au moment où les magasins étaient le plus en mouvement pour la vente, la sonnerie du téléphone qui les mettait en communication avec l'appartement des associés se mit à vibrer.

Robins bondit de dessus son fauteuil, courut à l'appareil et prenant le récepteur, écouta l'employé qui lui dit: "on vient de prendre deux dames au rayon de la bijouterie, l'une d'elles a volé une bourse et d'autres objets en assez grand nombre."

— Dites au surveillant qu'il fasse monter ces dames ici de suite, commanda Brown.

Robins transmit l'ordre puis vint s'asseoir.

Quelques minutes s'écoulèrent dans le silence le plus complet. Chacun des trois associés était en proie à l'excitation la plus vive et roulait dans son cerveau des pensées sensuelles ou autres. Enfin, on entendit frapper à la porte. Brown cria : "Entrez!" La porte s'ouvrit et l'on vit entrer deux surveillants dont l'un portait un petit sac en cuir de Russie et l'autre un certain nombre de menus objets.

Ils introduisirent dans la chambre deux femmes élégamment vêtues, toutes deux très pâles.

Il avait été convenu que Brown prendrait la parole et Robins lui avait indiqué ce qu'il aurait à dire quand on amènerait une femme devant eux.

Brown se leva, salua les deux *ladies* et les pria poliment de s'asseoir. Les deux femmes obéirent, très mal à l'aise.

L'une d'elles était grande et de belle figure. C'était une femme d'une assez forte corpulence, d'environ trente-six ans. Elle avait de larges épaules et de fortes hanches. Son front était très pur, ses joues paraissaient douces et ses lèvres étaient d'un bel incarnat. Elle paraissait jouir d'un bon tempérament, son teint était un peu mordoré, ses yeux comme sa chevelure d'un noir profond Ses vêtements étaient d'une élégance rare, elle portait de nombreux bijoux, tous d'une grande valeur et des gants très fins moulaient ses mains potelées. Son chapeau très coquet la coiffait d'exquise façon et elle portait un magnifique face à main au manche d'écaille.

L'autre femme, beaucoup plus jeune, paraissait avoir vingt-cinq ans environ. Elle était d'une taille moyenne et fort gracieuse. Ses yeux en amande, sa chevelure d'un beau châtain et retombant en boucles fines sur ses épaules, son front blanc, tout en elle était exquis. Elle était vêtue d'une robe façon tailleur et couleur peau de daim qui la moulait parfaitement dessinant les courbes charmantes de son corps. Son tempérament paraissait d'une grande délicatesse, sa bouche mignonne laissait entrevoir à peine ses dents fines et blanches. Elle portait un très séduisant chapeau de velours orné d'une aigrette rouge et ses petites mains étaient gantées de suède gris-perle.

A ce moment, ses yeux avaient une expression de terreur et ses lèvres rouges tremblaient comme si elle allait crier.

Brown se tourna vers l'un des surveillants et lui dit : — "C'est bien, Mr. Jones, que s'est-il passé ?"

— Cette dame, répondit Mr. Jones, en désignant la plus âgée, a souvent été soupçonnée de commettre des vols dans nos magasins et la semaine derrière, nous l'avons arrêtée et nous avons trouvé sur elle un grand nombre d'objets volés. Quand on l'interrogea, elle s'écria, disant que l'on se trompait, qu'elle voulait payer. Nous ne l'avons pas cru, mais nous l'avons laissée partir après qu'elle eut versé la valeur des articles dérobés. Cette dame vient souvent ici, toujours dans son coupé. Aujourd'hui elle est arrivée en compagnie de la personne que nous venons d'amener avec elle et nous les avons toutes deux surveillées attentivement. Elles ont visité deux rayons différents et dans chacun ont volé quelque chose. Finalement, à mon rayon, celui de la bijouterie, elles firent quelques menues emplettes mais nous la vîmes dérober plusieurs articles qu'elles cachèrent sous leurs vêtements. Nous les avons alors arrêtées et en fouillant dans le petit sac à main que portait la plus âgée, nous y avons trouvé : six paires de gants, trois pièces de dentelles, une demi-douzaine de mouchoirs de batiste, un bracelet d'or, trois bracelets d'argent et une bague ornée d'un diamant, aucun de ces objets n'a été vendu à cette dame.

Dans la poche de sa compagne, nous avons trouvé: trois paires de gants, deux bracelets d'or ornés de perles et une broche en diamants."

Pendant que Mr. Jones faisait la preuve de ses accusations en montrant, un par un, tous les objets volés, la plus jeune dame cachait son visage dans son mouchoir et pleurait, mais l'autre se tenait toute droite, agitant nerveusement son face à main et faisant mine de rire comme si ce qui se passait n'était qu'une plaisanterie.

— "Merci, Mr. Jones, dit Brown, vous pouvez vous retirer et laisser ces dames. Mes associés et moi terminerons ici cette affaire. Faites dire au cocher qu'il attende leurs maîtresses, nous ne les retiendrons pas longtemps."

Les deux surveillants quittèrent la chambre et Robins alla doucement fermer la porte dont il mit la clef dans sa poche.

— "Maintenant, Madame, dit Brown, en se tournant vers la plus âgée des femmes et sur un ton doux et poli, quel est votre nom et votre adresse?"

La dame, rassurée par le ton de Brown, sourit et dit:

— "J'espère que vous reconnaissez que vos gens se sont trompés. Nous avons l'intention de payer tous ces objets. Mon nom est Mrs. Clifford ; je demeure No. 365 Brook Street."

Brown fit un petit salut, se tourna vers l'autre femme et lui posa la même question. Celle-ci répondit, la voix étranglée :

— "Je me nomme Mrs. Jane. Mon mari est capitaine et je demeure pour le moment avec Mrs. Clifford."

Brown inscrivit les renseignements donnés, puis changeant de ton, il reprit :

— "Mes employés ne se sont pas trompés. Qu'avez-vous à dire avant que je ne vous remette aux mains de la police sous l'inculpation de vol ?

Vous, Mrs. Clifford, il parait que vous nous avez déjà volés, et vous avez amené votre amie dans nos magasins après l'avoir dressée à faire comme vous."

Mrs. Jane se leva brusquement, toute pâle, avec des pleurs coulant sur ses joues :

— "Oh ! monsieur, s'écria-t-elle, ne me livrez pas à la police. Mon mari paiera ce qu'il faudra pour m'éviter un pareil affront. Ayez pitié de moi ! Si vous m'envoyez en prison, mon mari ne me parlera plus jamais."

Mrs. Clifford se leva à son tour; elle tremblait mais voulut payer d'audace.

— Oh! tenez, dit-elle, d'une voix cependant mal assurée, ceci n'est qu'une affaire de livres, de shillings et de pence. Je vous donnerai cent livres si vous nous laissez partir et ne dites rien de ce qui est arrivé.

Brown répondit :

— "Non, nous ne vous laisserons pas partir, mais vous pourrez échapper au scandale et à l'affront d'un procès public, à certaines conditions.

— Oh! quelles sont ces conditions? demandèrent les deux femmes, avec angoisse.

— Vous allez le savoir, dit Brown. Mes associés et moi avons décidé de punir d'une certaine façon chaque femme qui nous aura volé. Si vous consentez toutes deux à recevoir une fessée sur votre derrière nu, vous partirez d'ici librement, mais si vous vous refusez à ce châtiment corporel, vous serez de suite livrées à la police et nous vous poursuivrons avec la dernière rigueur. Vous êtes sûres d'êtres convaincues de vol et aurez toutes les deux à subir un long emprisonnement avec *hard labour*."

En entendant ces paroles terrifiantes pour elles

et l'horrible perspective qui leur était offerte, les dames furent saisies d'horreur. Leurs visages tout à l'heure si pâles devinrent écarlates, leurs jambes tremblaient sous elles, elles respiraient avec peine et regardaient autour d'elles avec angoisse, constatant, des larmes dans les yeux qu'elles étaient absolument à la merci de ces hommes et qu'il leur faudrait accepter l'une ou l'autre de ces alternatives : les verges ou la prison.

Mrs. Clifford avait perdu toute son assurance, elle se tordait les mains tandis que des larmes abondantes coulaient sur ses joues.

— Maintenant, mesdames, demanda Brown, que choisissez-vous ? La prison ou les verges ?

— Oh ! gémit Mrs. Jane. Que ferai-je. Je ne puis supporter un affront si grand auprès de mon mari et la pensée de l'autre ... chose est trop torrible. J'en mourrai de honte. Oh ! Oh !

— Personne n'est jamais mort de honte, dit Brown, d'un ton cynique.

— Oh ! s'écria Mrs. Clifford, vous ne parlez pas sérieusement, et elle tendait les mains dans un geste suppliant vers Brown. Vous ne serez pas assez cruel pour nous fouetter. Vous plaisantez.

— Vous verrez que nous ne plaisantons pas

dit durement Brown. Je vous donne cinq minutes pour réfléchir. Passé ce délai, j'enverrai chercher la police, si vous ne consentez pas à recevoir les verges. Il n'y a aucun moyen de vous échapper. Rappelez-vous donc que vous avez à choisir : ou un procès public, un scandale énorme suivi d'un emprisonnement avec *hard labour* et la honte pour toute la vie, ou une flagellation qui sera bientôt terminée, et dont personne, en dehors d'ici, ne saura jamais rien."

Les dames, tout en larmes, couvertes de honte, pleines d'épouvante, ne purent se décider. Elles suppliaient qu'on les laissât partir, s'adressant sur un ton presque agonisant à chacun des hommes et faisant appel à leur pitié. Mais leurs larmes et leurs prières n'eurent aucun résultat. Les cinq minutes venaient de s'écouler. Brown se dirigea vers le téléphone et prenant en main le récepteur.

— Le temps est passé. Avez-vous choisi ? Dois-je ou ne dois-je pas envoyer chercher les policiers ?

Mrs. Jane se laissa tomber sur un fauteuil et s'écria d'une voix brisée.

— "Oh ! n'envoyez pas ... chercher ... la ... police ... Je n'irai pas en prison. Je ... oh ! oh ! ... comme oh ! ... je comme ... à ...

Elle n'acheva pas et se penchant sur les coussins du canapé, elle y cacha son visage.

Mrs. Clifford hésita un moment puis d'une voix rauque :

— Je consens, dit-elle, puis elle tourna le dos aux hommes et se tint la tête inclinée, sa poitrine soulevée par des sanglots soutenus, ses doigts serrés et comme incrustés dans la paume de ses mains.

— Je pense que vous avez fait le choix le plus sage, dit Brown.

Les trois associés alors se consultèrent un moment, puis Robins plaça le marchepied au milieu de la chambre, alla dans un cabinet revint portant ses verges et deux longs foulards de soie.

Le marchepied était d'acajou et d'un travail soigné. Il avait environ trois pieds de haut et un dessus très large, les côtés s'inclinaient et formaient un angle d'environ quarante-cinq degrés sa largeur était d'environ dix-huit pouces.

Tout étant prêt, Brown alla s'asseoir et se disposa à prononcer la sentence :

— Nous avons décidé, dit-il, que vous Mrs. Jane recevrez la première la punition, qui consistera en douze coups de verges, parce que vous êtes la moins coupable. Vous, Mrs. Clifford, vous assisterez au châtiment de votre compagne et vous recevrez ensuite vingt-quatre coups, parce que vous êtes une coupable d'ancienne date."

Il se tut un instant, puis dit :

— Venez ici, Mrs. Jane.

Elle ne fit pas un mouvement pour se lever du canapé où elle était couchée tout en larmes si bien que Robins et Sutton vinrent auprès d'elle, la firent se mettre debout, lui enlevèrent son chapeau et la conduisirent en la traînant et en la portant pour ainsi dire vers le "cheval".

Son visage était redevenu très pâle, elle avait fermé les yeux et ne faisait plus aucune tentative de résistance, mais s'abandonnait inerte aux mains de ces hommes.

Ils la firent se coucher la poitrine sur le dessus du marche-pied, les bras en avant. Alors chacun d'eux prit un foulard et lui lia les poignets sur un des côtés du marche-pied, en avant, et les chevilles d'autre côté.

Mrs. Jane se trouva donc ainsi penchée dans une position excellente pour faire saillir sa croupe de façon à recevoir convenablement sa peine.

Tandis qu'on la liait, elle faisait entendre de sourds gémissements, et les pleurs ne cessaient de couler sur ses joues, mais elle ne fit aucune

résistance et n'articula pas une plainte. Elle paraissait à peu près anéantie.

Robins, alors qui y goûtait un sensible plaisir
commença les derniers préparatifs. Il releva la
robe aussi haut qu'il put et la replia sur les
épaules, puis, lentement, un par un, il leva les
jupons blancs et fins jusqu'à ce qu'il arrivât au
dernier, tout orné de dentelles. Il le roula avec
soin et enfin releva toutes ces étoffes de dessus
le corps de la victime.

Les contours arrondis du derrière potelé de
Mrs. Jane se révélaient maintenant, seulement
recouverts d'un pantalon parfaitement ajusté, allant jusqu'à ses genoux et tout orné de rubans.

Robins mit sa main à l'ouverture qu'il écarta
le plus possible, mais elle n'était pas assez large
pour mettre toute la croupe à nu. Il prit donc
un canif et fit un entaille jusqu'au milieu du
dos et une autre entre les jambes. Il écarta alors
l'étoffe qui laissa voir la surface toute entière
de la croupe et le haut des cuisses de la délinquante. Les mains de Robins s'égarèrent un
moment sur la peau fraîche et polie et il pressa
doucement les deux fermes rotondités qu'il ne
pouvait s'empêcher d'admirer.

La croupe de Mrs. Jane était en effet fort

bien faite, large, ronde et très potelée, la peau
en était d'un tissu excessivement délicat, et très
nette, brillante et blanche comme du lait. Ses
cuisses étaient parfaitement proportionnées et
ses jambes bien formées. Mrs. Jane portait des
bas de soie noire avec des coins brodés en soie
blanche et que nouaient des jarretières en satin
rouge. Ses petits pieds étaient chaussés de bottines
de couleur fauve, à hauts talons.

La position dans laquelle elle se trouvait
mettait en relief tous ses charmes et laissait
même deviner les plus secrets.

Quand elle sentit la main de Robins qui tou-
chait sa chair nue, elle sursauta, un frisson agita
tout son corps, un flot de sang lui monta au
visage et sa croupe elle-même devint rouge.

Elle devinait les yeux de tous ces hommes
attachés sur son corps et un vif sentiment de
honte la remplit tout entière. Elle était également
en proie à une terreur indicible à la pensée de
la torture qu'elle allait subir car elle avait la
peau extrèmement sensible et elle ressentait très
vivement la moindre douleur.

Pendant tous ces préparatifs, Mrs. Clifford
s'était tenue le dos tourné, ne cessant de crier
mais quand tout fût prêt, Sutton vint vers elle

et la prenant par le bras, la força à regarder sa compagne attachée sur le marchepied. Mrs. Clifford devint toute rouge à la vue de cette croupe s'étalant aussi indécemment aux regards et elle se serait retournée de nouveau si Sutton ne l'avait maintenue énergiquement.

Pour lui, avec un sourire singulier sur ses lèvres, il ne pouvait détacher ses yeux de ce spectacle. Le vieux Brown, son binocle sur le nez, avait rapproché sa chaise du marchepied et s'en régalait également. Robins prit la verge. Il éprouvait un plaisir indicible à la pensée de flageller cette superbe croupe si magnifiquement étalée devant ses yeux et son plaisir était d'autant plus grand que c'était celle d'une femme du meilleur monde et dont il pouvait apprécier la beauté. Il pouvait se dire que ces charmes étalés ainsi devant lui d'une manière aussi provocante n'avait jamais eu d'autre spectateur que l'époux de la dame. Il fit siffler la verge dans l'air et ce sifflement retentit horriblement aux oreilles de la pauvre femme qui contracta ses muscles dans un spasme de terreur puis la verge s'abattit sur la partie supérieure de la croupe de la victime qui haleta, retenant son souffle puis fit entendre un cri terrible. Des marques rouges zébrèrent aussitôt cette peau si blanche.

L'exécuteur s'arrêta un instant pour qu'elle ressente toute l'acuité de la douleur, puis, Swish! il frappa au milieu de la croupe: Oh! — oh! — oh! — cria Mrs. Jane en faisant un effort désespéré pour tourner la tête, ce qui fit se détacher sa magnifique chevelure qui couvrit son visage tout en larmes. Swish! il fit tomber un troisième coup sur la partie de la croupe la plus proche des cuisses oh! oh! oh! et tournant encore une fois la tête par dessus son épaule, elle fixa des yeux agrandis par la terreur sur la terrible verge. Swish! oh! cria-t-elle, arrêtez oh! oh! arrêtez ah! ah! ah! Swish! ah! ah! je ... ne ... puis plus! je ne puis plus! je ne puis ... plus! et elle s'agitait sur le marche-pied faisant rouler ses hanches d'un côté et de l'autre, Swish! oh! oh! oh! arrêtez, c'est trop horrible et elle remuait sa croupe avec rage tandis que sa peau devenait de plus en plus rouge, de petits filets blancs se dessinaient de tous côtes, elle devait ressentir une peine atroce. Robins maniait la verge avec une grande habileté, la faisant cingler de telle sorte qu'elle fit le plus de mal possible sans cependant entamer la peau et faire jaillir le sang. Il ne frappa pas une seule fois à la même place.

Swish! oh! oh! oh! Swish! et le dernier coup fut frappé avec une telle force que la femme fit retentir toute la chambre d'un cri terriblement aigu et s'agita si violemment que le marchepied craqua. Robins déposa la verge et, se penchant sur la croupe toute frissonnante de sa victime la regarda, l'air très satisfait de sa besogne. Il avait fouetté Mrs. Jane fort rudement, mais non cruellement, du bas du dos au haut des cuisses, il n'y avait pas un endroit qui n'eut été touché, mais la peau si délicate n'avait aucune déchirure. La surface tout entière en était de la plus vive couleur et zébrée de marques plus foncées.

Robins posa sa main pendant un instant sur cette peau brûlante et meurtrie et après avoir donné un dernier coup d'œil à tous les trésors qu'étalait bien involontairement la patiente, il rabattit ses vêtements et lui délia les poignets et les chevilles.

Elle se leva aussitôt; sa souffrance était vive. Ses longs cheveux flottaient sur ses épaules, sa face était toute rouge de honte et des pleurs abondants coulaient sur ses joues. Couvrant son visage de ses deux mains, elle alla se jeter sur le canapé le plus proche et s'y cacha sur un coussin, étouffant ses sanglots.

Pendant qu'on fouettait Mrs. Jane, Mrs. Clifford avait regardé ce supplice, la terreur dans les yeux, une agonisante expression sur son visage pâle et baigné de larmes, ses jambes tremblaient sous elle, elle frissonnait chaque fois que la verge s'abattait en sifflant sur la croupe meurtrie de sa compagne et elle ne pouvait s'empêcher de penser qu'elle eut préféré subir ce supplice la première, les cris de Mrs. Jane lui faisant comprendre combien il devait être cruel.

Son tour était venu ! Sutton, la poussant vers le marchepied, lui dit, "Maintenant, madame, le cheval est prêt pour vous, allez vous y installer." Loin d'obéir à cet ordre, elle se mit à crier et se laissa tomber sur le plancher, comme en proie à une crise de nerfs. Mais Robins et Sutton, la relevant avec peine — c'était une femme très vigoureuse — la couchèrent sur le marchepied et l'y lièrent dans la position convenable.

Lentement Robins releva sa robe et ses jupons, dénoua les cordons de son pantalon qu'il rabattit sur les jambes et retourna sa chemise sur ses épaules.

La croupe de Mrs. Clifford maintenant étalée dans toute sa nudité, était fort bien faite bien que d'une grandeur respectable. Elle s'inclinait en d'élégantes courbes vers les cuisses parfaitement moulées. Mrs. Clifford portait de longs bas de soie gris perle avec des jarretières de satin orange aux boucles d'argent. Ses pieds étaient finement chaussés d'élégantes bottines.

La posture dans laquelle elle se trouvait avait pour résultat de lui tendre la peau, en faisant ainsi ressortir toute la netteté et la finesse. Cette peau était comme dorée et le soleil qui brillait à ce moment en faisant ressortir la matité merveilleuse.

Robins n'avait jamais vu croupe plus magnifique et plus grasse et il se délectait à la pensée de faire manœuvrer sa verge sur un pareil champ d'opérations. Il la fixa un moment avec des yeux de connaisseur, songeant au ton pourpré dont il allait couvrir ses fines couleurs. Passant sa main sur cette croupe qu'il admirait ainsi, il la caressa à deux ou trois reprises mais cette caresse répugna sans doute Mrs. Clifford car elle frissonna de honte et fit entendre une sourde plainte.

Puis il prit la verge qui n'avait pas encore servi et commença à la fouetter. La croupe large et grasse de la dame remuait à chaque coup. Mrs. Clifford criait et gémissait mais quand elle eut reçu les six premiers coups, ses gémissements devinrent plus forts et elle commença à s'agiter. Elle supportait cependant bravement sa peine et pendant les douze premiers coups ne dit pas un mot. Mais quand Robins s'arrêta, elle retourna la tête et montrant un visage convulsé par la douleur, elle cria: "Oh! c'est assez! oh! ne me frappez plus! Assez! pitié! laissez-moi partir! laissez-moi partir! Il ne fit aucune attention à ses prières et entama la seconde douzaine, fouettant méthodiquement et lentement, chaque fois sur une place fraîche où se montrait aussitôt une longue marque rouge. Mrs. Clifford redoubla ses cris.

A mesure que le supplice s'avançait, ses plaintes devinrent de plus en plus vives mais la verge continuait de s'abattre et de zébrer sa peau. Elle s'agita avec une telle violence que tout son corps sembla vouloir se redresser et que ses cuisses s'écartèrent.

Quand les vingt-quatre coups lui eurent été infligés, la surface entière de sa croupe était empourprée, sillonnée de marques rouges où des points plus sombres montraient les endroits touchés par l'extrêmité des lanières. Comme c'était une femme corpulente et vigoureuse, sa peau était moins sensible que celle de Mrs. Jane et bien qu'elle eut reçu le double de coups, elle avait moins souffert que cette dame.

Robins rabattit sur elle ses vêtements et la détacha; elle se leva, son pantalon trainant à terre. Son chapeau était tombé, sa chevelure dénouée flottait sur les épaules. Sa respiration haletante soulevait et abaissait ses seins et son visage paraissait torturé d'angoisse. Ses lèvres tremblaient, des larmes abondantes coulaient sur ses joues écarlates. Un intense sentiment de honte l'emplissait toute entière à cette pensée qu'elle, une femme d'un âge déjà mûr, ayant déjà de grandes filles, elle avait été attachée et fouettée sous la yeux de ces hommes comme une méchante gamine. Cette pensée était vraiment horrible! Elle s'assit sur un fauteuil, mit sa tête sur son bras appuyé au dossier et pleura amèrement.

Pendant ce temps, les cris de Mrs. Jane avaient cessé, mais elle gisait toujours le visage enfoui dans les coussins, un sanglot étouffé soulevant, par instants sa poitrine.

Il y eut un moment de grand silence dans la

chambre, entrecoupé par instants par les plaintes sourdes des deux femmes endolories et affolées de honte.

Brown, enfin parla.

— Mesdames, dit-il, je sais que vous devez souffrir et que votre honte doit être grande. Vous devez aussi être très en colère contre nous pour ce que nous venons de vous faire subir mais cela était nécessaire. Vous étiez atteintes d'une affection — très commune parmi les dames — que l'on nomme kleptomanie, mais je pense qu'elle doit porter un autre nom. Nous vous avons appliqué un remède que vous avez trouvé très douloureux, mais il vous guérira et je pense, je puis même certifier que vous ne serez jamais plus malades de kleptomanie.

Maintenant, ajouta-t-il, vous avez à rajuster votre vêtement et à refaire votre toilette. Vous allez vous baigner d'eau fraîche la figure et vous pourrez rentrer chez vous aussitôt."

Les hommes s'étaient assis. Il y eut une pause, puis Mrs. Jane se leva et Mrs. Clifford se levant elle aussi rajusta son pantalon. Puis elles allèrent baigner dans un bassin rempli d'eau fraîche leurs joues brûlantes. De leurs mains toutes tremblantes elles ramassèrent leurs chevelures, remirent leur

chapeau, se couvrirent de leurs voilettes, donnèrent un dernier coup à leur robe un peu fripée
et se déclarèrent prêtes à partir.

— Adieu ! Mesdames, leur dit Brown, nous
garderons le silence sur cette pénible affaire.
Personne ne saura jamais que vous avez été
fouettées.

Et il ajouta, en souriant :

— Pour vous, je suppose que vous ferez votre
possible pour empêcher vos maris de voir les
marques.

Robins ouvrit la porte, et les dames détournant
la tête pour éviter les regards brillants des trois
associés, s'échappèrent en toute hâte de cette
chambre où elles avaient eu tant de honte et de mal.

Elles descendirent jusqu'au magasin, traver-
sèrent les rayons et gagnèrent la rue sans éveiller
l'attention.

Leur brougham les attendait, Mrs. Clifford
donna l'ordre au cocher de les conduire à la
maison. Les deux femmes s'étaient assises le plus
doucement possible sur les coussins de la voiture.
Mrs. Clifford paraissait la plus abattue. Leurs
yeux à toutes deux étaient rouges d'avoir pleuré
et leurs visages empourprés mais leurs croupes
l'étaient bien davantage.

Pendant la route, elles n'échangèrent pas un seul mot et ne se regardèrent même pas. Toutes deux étaient malades de honte et elles se trouvaient humiliées au dernier point. La voiture eut bientôt gagné la maison de Mrs. Clifford et les deux amies se séparèrent sans parler, se hâtant de gagner chacune leur chambre où elles demeurèrent enfermées le reste du jour.

Quand le maître du logis, Mr. Clifford vint se mettre à table pour le diner à 7 h. $^{1}\!/_{2}$, sa fille aînée une charmante enfant de 17 ans vint lui dire que sa mère et Mrs. Jane ne viendraient pas diner ayant toutes deux un violent mal de tête causé par la fatigue.

Il eut été mieux de dire : mal de . . . croupe.

*
* *

Quand les trois hommes furent seuls, ils se regardèrent mutuellement puis éclatèrent de rire

— Eh ! bien, dit Sutton, je puis dire que ce qui vient de se passer m'a mis dans un fameux état d'excitation.

Le vieux Brown approuva de la tête :

— J'ai eu, en effet, dit-il, une émotion bien vive. Il y a plus de dix ans que je n'ai ressenti pareille chose.

— Ha! Ha! s'écria Robins en riant. Je savais bien que cela vous amuserait. Il n'y a pas d'aphrodisiaque au monde qui soit aussi puissant que la vue d'une croupe de femme bien fouettée. Et en sus du plaisir que nous avons pu goûter à voir deux belles croupes bien blanches sonnant sous la verge, nous avons la satisfaction de savoir que nous avons rigoureusement puni les voleuses.

Les associés se séparèrent. Le vieux Brown prit sa route vers Clapham et, en arrivant chez lui, il trouva sa femme au salon. Mrs. Brown était une femme très forte mais bien conservée; elle avait quarante-cinq ans. C'était une créature d'un riche tempérament, ses joues et son front n'avaient que quelques lignes légères d'invisibles rides qui n'en altéraient qu'à peine la finesse et la blancheur.

Elle salua son mari qui la pria de la suivre dans leur chambre à coucher où, disait-il, il avait à lui montrer quelque chose.

Elle le suivit, obéissante et, en effet, ce fut bien du nouveau qu'il lui montra car, tout rajeuni par l'excitation qui le tenait encore, il réussit pour la première fois depuis quelque temps à lui témoigner sa tendresse autrement que par

des paroles ce qui étonna mais réjouit grandement Mrs. Brown.

Sutton, de son côté, n'avait pas été moins
ému. Il s'était senti pris d'un violent désir d'appliquer lui-même la flagellation et s'était promis
d'en user désormais toutes les fois que ses
enfants seraient en faute. Il ne s'était jamais
auparavant occupé de ces questions de discipline
domestique et sa femme de son côté, levait
rarement sa main sur ses enfants. Quand il
arriva chez lui, il trouva Mrs. Sutton fort en
colère et tout en larmes. Mrs. Sutton avait
trente-deux ans; c'était une petite femme mignonne et potelée, brune, avec de beaux yeux noirs.

Sutton l'embrassa et s'inquiéta des motifs qui
l'avaient émue; elle lui conta une longue histoire
sur les enfants qui ce jour-là plus méchants que
de contume lui avaient causé beaucoup de mal.

Il écouta jusqu'au bout sans rien dire et,
quand elle eut terminé:

— Les enfants ont besoin d'être menés par
un autre que vous, ma chère amie. Je m'en
occuperai dès aujourd'hui et je vais leur donner
à tous trois une bonne fessée. Allez les chercher,
vous m'apporterez en même temps une de mes
pantoufles. Je m'en servirai aujourd'hui mais

j'achèterai demain une bonne verge pour m'en servir à l'occasion.

Mrs. Sutton fut très surprise de cette détermination subite, mais elle savait que les enfants avaient bien mérité ce jour-là d'être punis, elle sortit donc et revint cinq minutes après, une pantoufle à la main, et suivi par les trois turbulents gamins qui ne se doutaient guère de ce qui allait leur arriver.

Les deux aînés étaient deux filles de dix et douze ans et le troisième un petit garçon de neuf ans.

Ils étaient, tous trois, fort jolis, de beaux enfants joufflus, toujours vêtus très proprement mais à ce moment ils étaient sales et les deux filles toutes dépeignées avaient leur chevelure flottante et en désordre.

Mrs. Sutton donna la pantoufle à son mari qui s'assit sur une chaise et dit aux enfants de venir devant lui.

Ils obéirent, ouvrant de grande yeux effarés sur leur père et se doutant déja qu'il allait leur arriver quelque chose de désagréable. Sutton les sermonna vertement puis leur annonça qu'il allait les fouetter chacun à leur tour.

Surpris et effrayés, ils se mirent tous trois

à pleurer. Jamais ils n'avaient été fouettés ; tout au plus avaient-ils reçu de temps en temps un léger soufflet de leur maman.

Sutton prit le petit garçon, le coucha sur ses genoux, le déculotta et lui appliqua une sonore fessée qui lui rougit le derrière.

Puis le remettant sur pieds, il lui ordonna de s'ajuster, prit la plus jeune des filles, releva ses jupes et lui infligea le même traitement.

L'aînée avait regardé tout cela, fort effrayée et et quand ce fut son tour elle fit un geste pour s'échapper mais sa mère la saisit au passage et la ramena vers Sutton qui lui déclara qu'elle recevrait une ration supplémentaire pour sa résistance.

Elle cria et se débattit mais en un instant, son père eut devêtu sa charmante petite croupe et la chambre retentit de ses pleurs et de ses gémissements pendant que la pantoufle s'abattait avec force sur sa chair potelée et fraiche.

Les enfants ayant reçu leur punition allèrent se coucher, bien que l'heure n'ait pas encore sonné et sans un murmure, tout à fait domptés, ils obéirent.

Dès que la porte se fut refermée sur eux, Sutton prit dans ses bras sa femme toute surprise et lui prodigua mille caresses.... Le lecteur nous pardonnera si nous fermons ici le rideau sur l'action conjugale.

Quand il fut seul, il repassa dans son esprit les diverses aventures de la journée avec complaisance et, bien installé dans un fauteuil, il lut jusqu'à l'heure du diner.

Robins après avoir quitté ses associés, gagna sa petite villa de St. John's Wood. Il y trouva sa dame, une ravissante blonde et celle-ci bien qu'expérimentée, fut fort étonnée de la valeur qu'il déploya ce soir-là et des preuvres d'amour qu'il exécuta.

Il se fit conduire ensuite dans une taverne fameuse où il dina de façon exquise puis alla terminer sa soirée au Marie Hall.

Quand les trois associés furent réunis de nouveau le lendemain, ils eurent une longue conversation sur l'affaire du jour précédent et s'accordèrent sur ce point que leur action était des meilleures et très agréable.

— En résumé, dit en riant Brown, tout cela peut se résumer par le mot latin *Utile dulci*. Nous punissons des coupables et les guérissons probablement de leur penchant au vol et, en même temps, nous passons un moment... fort agréable !

A plusieurs reprises dans la suite, des dames furent arrêtées en flagrant délit de vol mais les associés n'agirent pas chaque fois de même. Ils craignaient que des soupçons ne vinssent à s'élever.

Toutefois, chaque femme convaincue de vol fut toujours amenée dans leur chambre et mise en demeure de choisir entre deux alternatives : la flagellation ou la prison et ce fut toujours la flagellation qui fut choisie.

Les trois hommes se délectaient à la vue de cette croupe blanche et grasse qui s'empourprait sous leurs coups. Chacun d'eux en effet mania la verge à son tour et, pendant près de deux ans plus d'une lady vint ainsi se courber sur le marchepied et tendre sa croupe à la verge maniée par l'un ou par l'autre.

Les victimes étaient de tous les âges. La plus jeune de celles qu'ils eurent à fouetter fut une jolie petite fille de treize à quatorze ans. Elle se réfusa énergiquement à donner son nom mais son ton et ses manières montraient une éducation soignée. C'était sans aucun doute l'enfant de parents très riches et occupant une position supérieure. Elle était vêtue avec une grande élégance et ses jupons relevés montrèrent des jambes moulées dans de longs bas de soie.

Elle reçut douze coups appliqués sans trop de rigueur mais assez fortement pour marquer son derrière de longues raies rouges et pour lui faire pousser des cris perçants.

La plus âgée fut une grande dame fort élégante de cinquante ans que l'on avait surprise par deux fois.

Elle reçut vingt-quatre coups de verge et supporta sa peine avec courage bien qu'elle ressentit une douleur cuisante et ne put retenir des cris et des larmes.

Deux ans après Brown se retira et les deux autres vendirent le magasin qui est encore ouvert sous une nouvelle raison sociale.

Aucune des belles fouettées ne revint.

Elles ne soufflèrent jamais mot de leur aventure et il est fort probable qu'elles se trouvèrent à tout jamais guéri de la *kleptomanie*.

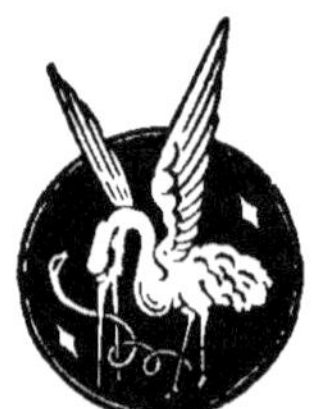

LA FLAGELLATION EN ORIENT.

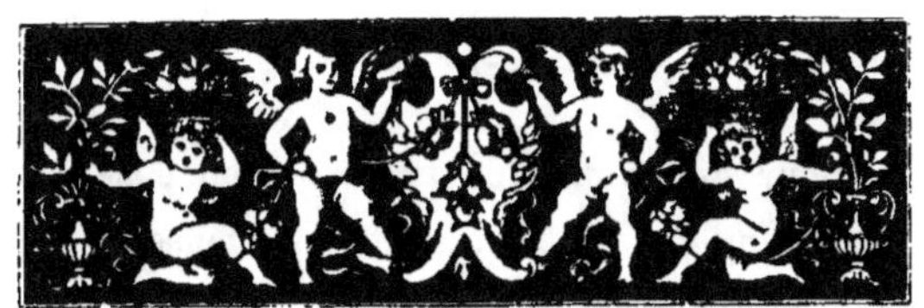

LA FLAGELLATION EN ORIENT.

La Chine n'est pas la seule nation qui se gouverne au moyen du bambou : il en est d'autres qui ont eu à s'incliner sous le bâton et cela depuis les temps les plus reculés de leur histoire, mais aucune, que nous sachions ne possède un code pénal aussi minutieusement élaboré que celui par lequel les Chinois sont amenés à respecter la majesté sacrée de la loi.

Dans le royaume voisin, la Corée, une division de la Tartarie chinoise, le chercheur habile peut découvrir à ce sujet bien des choses curieuses : si une femme tue son mari, on l'enterre vivante jusqu'aux épaules près d'une grande rue ou d'une route très fréquentée ; une hache est posée près d'elle et toute personne qui passe à ses côtés est tenue de lui en donner un coup sur la tête jusqu'à ce que mort s'ensuive. Il est légal en

Corée pour un homme de tuer sa femme si elle commet adultère ou toute autre offense de ce genre, mais à la condition qu'il puisse faire la preuve. Si la femme tuée dans les conditions était une esclave, on devait payer trois fois sa valeur à son possesseur. Les maîtres possèdent plein pouvoir sur la vie de leurs esclaves et les tuer ne constitue pas un crime, même s'ils ont reçu la mort pour un simple vol, tandis que les esclaves tuant leurs maîtres sont tourmentés jusqu'à la mort. La peine capitale en Corée est affreuse : après avoir piétiné sur le corps du criminel, on prend du vinaigre (dans lequel le cadavre putréfié de la victime a été lavé) on le verse à l'aide d'un entonnoir dans sa gorge et quand son estomac est suffisamment distendu par la quantité qu'il contient de l'horrible liquide on frappe dessus avec un bâton jusqu'à ce qu'il éclate. Les voleurs sont piétinés jusqu'à la mort. Dans le cas d'adultère, si les coupables ont été surprit en flagrant délit, l'homme est dépouillé, le visage barbouillé de glu, une flèche lui perce chaque oreille, on place un petit tambour sur son dos et il est ainsi conduit à travers la ville, tandis que l'on bat sur ledit tambour à tout les croisements de rues. On le relâche alors après lui avoir infligé quarante ou cinquante coups de bambou sur la chair nue. La femme vêtue seulement d'une étoffe très fine reçoit une flagellation vigoureuse.

Le peuple Coréen a un remède très efficace pour les débiteurs que ce soit une dette envers le gouvernement ou envers de simples particuliers. Si le débiteur ne peut acquitter le montant de sa dette au temps marqué, il est frappé deux ou trois fois par mois sur les os du tibia et ce traitement continue à lui être appliqué jusqu'à ce que il ait trouvé le moyen de s'acquitter. Si il meurt avant d'avoir satisfait son créancier, la loi veut que son plus proche parent paie sa dette en subisse la même peine. La bastonnade est le châtiment appliqué à tous les délits peu importants et la méthode d'application en est des plus variées pour la proportionner à chaque faute. On la donne sur les cuisses, sur les mollets, sur les os du tibia aussi bien que sur la plante des pieds. Quand le coupable doit être bâtonné sur les tibias, ses pieds sont liés ensemble sur un petit barreau tandis qu'on l'attache à un autre par les jarrets et on le frappe à l'aide d'une latte de chêne longue de trois pieds, épaisse d'un pouce et large de deux, plate d'un côté et arrondie de l'autre. Le nombre de coups est fixé par la loi à trente pour une seule fois et si le coupable doit en recevoir davantage, deux ou trois heures doivent s'écouler avant la reprise de l'exécution et cela jusqu'à ce que le nombre marqué par la sentence soit épuisé. Quand la bastonnade doit être appliquée sur la plante des pieds, on fait asseoir le patient sur le sol et le bourreau prenant ses pieds liés les place entre ses jambes, frappe sur la plante à l'aide d'un bâton de la grosseur du bras et de trois ou quatre pieds de long. Pour la bastonnade *à la mode* on emploie un long bambou et le coupable est lié sur un banc à plat ventre ; si c'est une femme, elle est contrainte de porter un pantalon mouillé pendant l'exécution. C'est là le mode le plus cruel de bâtonner : cent coups sont considérés comme équivalant à une sentence de mort et beaucoup de criminels meurent même avant d'en avoir reçu cinquante.

La punition en usage pour les femmes et les apprentis est la bastonnade sur les mollets avec des verges de la grosseur du pouce. Les Européens trouvent la bastonnade très cruelle ainsi que le rapportent des Hollandais ayant fait naufrage sur les côtes de la Corée et qui

furent pris et faits prisonniers. Quelques uns
d'entre eux tentèrent de s'échapper, mais ils
furent saisis et ramenés devant le gouverneur.
On les fit coucher par terre, les mains enchaînées
à une grosse charpente. Les autres prisonniers
furent alors amenés et on les interrogea pour
savoir s'ils connaissaient les projets d'évasion
de leurs compagnons. Ils déclarèrent tous qu'ils
ne savaient rien. Les autres, questionnés, répondirent qu'ils avaient dessein de gagner le Japon
et qu'ils avaient préféré les dangers d'un voyage
sans provisions aux horreurs de leur captivité.
Après cette confession, on leur infligea la bastonnade sur le dos. Chacun d'eux reçut vingt-
cinq coups et il fallut plus d'un mois pour qu'ils
se remettent de ce supplice.

Un ancien voyageur, parlant de l'administra-
tion de la justice en Tartarie dit que pour un
léger vol, tel que le vol d'une rame, le criminel,
sans même qu'il soit besoin qu'il ait été pris sur
le fait et si les témoignages sont suffisants, est
cruellement battu. Le bourreau est devant le
tribunal prêt à exécuter la sentence aussitôt
qu'elle est prononcée. La fraude, le sacrilège,
le meurtre sont punis de mort. Marco Polo
raconte ce qui suit au sujet de la punition des

malfaiteurs : "Si quelqu'un dérobe un objet de mince valeur et n'est pas condamné à mort, il est battu sept fois avec un bâton, ou dix-sept fois, ou vingt-sept fois, trente-sept ou quarante-sept fois, les coups étant appliqués suivant la mesure ou l'importance du délit et cela jusqu'à cent, certains meurent sous les coups." Dans la cité impériale, les personnes trouvées par les gardes royaux marchant dans la rue à une heure avancée sont arrêtées et bâtonnées et à l'occasion d'un festival de cour quelconque, deux serviteurs géants sont placés à chacune des portes du palais pour veiller à ce que personne n'en touche le seuil. Quiconque à le malheur d'enfreindre cette défense est aussitôt dépouillé de ses vêtements par les sentinelles et il doit pour les recouvrer accepter un certain nombre de coups.

Il semble étrange que le bambou soit si peu en usage chez les Japonais, cette nation ayant avec les Chinois tant de traits de ressemblance au point de vue des usages et des mœurs mais il n'est pas moins vrai que la flagellation y est presque inconnue. Même dans la vie domestique, la verge est rarement employée pour la punition des enfants ou des femmes, les enfants sont d'ailleurs élevés avec beaucoup de tendresse et d'indulgence.

Nous n'avons rien lu d'ailleurs, touchant l'usage de la verge au Japon. Une personne qui passa plusieurs années dans ce pays nous dit que le contraste est très grand entre les écoles de ce pays et les nôtres. Les écoles supérieures du Japon sont dirigées de la manière suivante : "Une école supérieure de jeunes filles au Japon entre autres particularités offre les suivantes : Tous les maîtres payent pour avoir le privilège d'enseigner au lieu de recevoir, comme cela a lieu chez nous, des honoraires. Ceci a pour résultat de rendre l'instruction un travail aimé et recherché. Puis une jeune dame japonaise a toute liberté pour choisir elle-même ses professeurs ; elle choisit presque toujours ceux agréables et de bonne mine. La directrice d'une de nos écoles supérieures d'Angleterre ne serait pas peu surprise s'il lui était donné d'être subitement transportée au Japon pour en étudier les coutumes. Elle ne se trouverait pas transportée dans une pièce soigneusement close, rempli de jeunes filles raides et guindées toutes assises devant un pupitre, mais dans un jardin délicieux parfumé de l'odeur du thé et des fleurs. Elle y verrait un grand nombre de ces délicieux pavillons d'été remplis de ces charmants végétaux du Japon aux formes si capricieuses que savent leur donner les habiles jardiniers de ce pays. Elle y verrait des jeunes filles aux yeux brillants et aux joues fraiches comme des roses, marchant d'un pas gracieux et portant des plateaux de laque chargés de tasses et de gâteaux. Et ces demoiselles avec un gai sourire se rendant chacune dans l'un des pavillons. Dans chacun de ces pavillons se tient un professeur attendant le retour d'une de ces charmantes filles portant des rafraichissements, assis aux côtés de celles qui ont déjà pris place et qui sont prêtes pour la leçon. Il est impossible avouons-le qu'un étranger ne soit pas au comble de la surprise en voyant des coutumes si différentes des nôtres.

Le code criminel du Japon est cependant très sanguinaire ; la condamnation à mort est infligée pour des délits insignifiants, et en particulier même pour des vols de peu d'importance ; quiconque a dérobé ne serait-ce qu'un penny n'a aucune miséricorde à attendre. Le jeu est également puni de mort. Les homicides et tous les crimes punis de mort en Grande-Bretagne le sont aussi au Japon. Chacun doit subir le châtiment de son crime, et quand il s'agit d'un délit contre l'Etat, le châtiment frappe toute la famille du coupable ! Il existe bien des variétés de peines ; toutes sont horriblement cruelles : on enterre les coupables vivants, on les crucifie la tête en bas, on les fait déchirer en quartiers par des chiens furieux, et dans certains cas on les jette vivants dans l'eau ou l'huile bouillante. Les nobles et soldats jouissent de cet étrange priviliège d'exécuter sur eux-mêmes la sentence qui a été prononcée contre eux ; ils s'ouvrent eux-mêmes le ventre avec un grand sang-froid. On dit même qu'ils prisent très haut ce privilège et que lorsque la condamnation est prononcée, ils assemblent leurs amis, leur font très simplement leurs adieux et s'ouvrent, comme nous venons de le dire, le ventre avec sérénité.

Chez les Tartares Kirghiz, la flagellation est la punition commune pour les vols de chevaux. Le Dr. Eversmans, dans son *Journal d'un voyage à Bokhara* rapporte le fait suivant dont il fut le témoin oculaire : "Le criminel avait été d'abord condamné à mort, mais sa peine avait été commuée. Tout d'abord le coupable, en partie dépouillé de ses vêtements, les mains liées derrière le dos, le visage noirci de charbon fut

traîné rapidement au milieu des tentes formant
le campement et quand ses jambes se refusaient
à le porter, on le frappait avec violence de
courroies que tenait un homme marchant derrière lui. Il fut ensuite conduit une seconde fois
à travers le village ayant dans la bouche une
corde attachée à la queue d'un cheval sur lequel
un homme était monté tandis qu'un autre marchant derrière l'aiguillonnait. Il fut ainsi traîné
et fouetté. Quand cette douloureuse course fut
terminée, on coupa la gorge au cheval et tous
les témoins de cette scène prirent chacun un
morceau de la chair encore chaude et palpitante
de l'animal; il n'en resta bientôt plus un morceau.
Chez le même peuple, les délits ordinaires sont
aussi punis par la flagellation et celle-ci est
donnée avec un fouet au lieu d'un bambou,
comme cela semble d'ailleurs assez naturel de
la part d'un peuple de cavaliers.

Dans l'Inde le châtiment corporel est une des
institutions établies. Les maitres en usent contre
leurs serviteurs, les parents sur leurs enfants et
tous les supérieurs sur leurs inférieurs. La
flagellation n'excite aucune surprise dans ce
pays et elle semble bien moins offenser la
victime que l'étranger qui y assiste par hasard.

Hyder-Ali appliquait les verges à tous ceux qu'il trouvait coupables quels qu'ils fussent : nobles, écuyers, percepteurs de taxes et même à ses propres enfants. La flagellation des percepteurs a lieu presque tous les jours ; on peut presque tous les jours voir un ou deux de ces hommes liés et fouettés de verges, leur chair déchirée à coups d'ongles et fouettés de nouveau.

La flagellation et la torture sont encore employées très fréquemment pour la perception des impôts. Le système était en usage sous tous les gouvernements indigènes et est encore employé d'une manière tacite par le gouvernement anglais. Les naturels sont habitués à un tel usage et la tradition a une telle force dans ce pays que l'on est en quelque sorte obligé d'avoir recours à des moyens de ce genre pour arriver à recueillir d'une manière satisfaisante les impôts.

LA FLAGELLATION
DANS L'ARMÉE ANGLAISE.

LA FLAGELLATION
DANS L'ARMÉE ANGLAISE.

Nous ne pouvions, sur ce sujet particulièrement intéressant de la flagellation infligée aux
soldats prisonniers de l'armée anglaise, invoquer
de plus haute autorité que celle de M. E. Living-
stone-Prescott, l'auteur célèbre de cet ouvrage
qui eut un si grand retentissement de l'autre
côté du détroit : *Scarlet and Steel.*

Les passages que l'on va lire sont extraits
d'un pamphlet publié en 1897 par le même écrivain et intitulé : *La Flagellation non abolie dans
l'Armée Anglaise.*

La flagellation n'est abolie que de nom dans
l'Armée Anglaise. Qu'elle soit administrée avec
moins de sévérité que jadis et moins fréquem-

ment, je l'admets, mais son application subsiste. Et voici les preuves :

I. Dans chaque prison militaire, on trouve, faisant partie de son matériel de discipline, le *chat*, les *triangles de fer* servant à enchaîner le prisonnier et le *cheval* de bois sur lequel il est lié. Un des gardiens — on choisit un homme fort et puissant — a pour fonctions, outre celles qui incombent à sa charge, de flageller les prisonniers ; le gardien infirmier de son côté, a mission, outre son travail ordinaire, de panser les blessures faites par les lanières.

Les dispositions à prendre pour les châtiments de cette nature et les détails relatifs aux délits pour lesquels ils sont infligés, sans indication limitative du nombre de coups, nombre laissé, à la discrétion des visiteurs et sanctionné en dernier lieu par l'officier général commandant le district sont donnés avec les détails les plus minutieux dans l'ouvrage ayant pour titre." *Réglements des prisons militaires. Faits par le Secrétaire d'Etat pour la guerre, sous la section No. 133 de ces Réglements et publiés avec les Ordres pour l'Armée en date du 1er Mai 1897.* (Voyez les extraits : Appendice II). Je possède un exemplaire de ces réglements.

* * *

Ma seconde preuve peut se diviser en cinq points :

(1) Les prisons militaires, au nombre de 16 (sept à l'intérieur, neuf à l'extérieur, à l'exception des prisons militaires de l'Inde) sont comprises dans la *Monthly Army List*".

(2) Elles ne sont pas comprises dans les états officiels des prisons civiles (convict et locales) mais ont un réglement à part.

(3) Les questions posées à leur sujet par un membre quelconque de la Chambre des Communes sont transmises au Sous-Secrétaire d'Etat pour la Guerre.

(4) Les Visiteurs officiels qui ordonne les punitions les plus sévères sont des officiers supérieurs en service dans le district.

(5) Tous les ordres de punition corporelle doivent être soumis au général ou à l'officier commandant du district ou de la place.

Donc, la Flagellation peut en tout temps, légalement — et cela a lieu souvent — être appliquée sur des membres d'une Armée dans laquelle la punition corporelle est absolument abolie si l'on en croit la solennelle déclaration faite au Parlement, il y a seize ans et comme l'imaginent, à tort, les trois-quarts de la Grande-Bretagne.

* * *

Les remarques suivantes ne s'appliquent pas seulement aux prisons militaires, il est même probable qu'elles s'appliquent avec plus de raison encore aux localités peu connues du public.

Les conditions spéciales qui sont les causes des fautes commises en prison pour lesquelles le fouet et les verges sont appliqués sont peu connues du monde extérieur et l'on n'y réfléchit pas davantage. Il en est un grand nombre d'inévitables, mais elles n'en sont pas moins contraires à la nature humaine et comme telles, particulièrement irritantes, surtout pour certains tempéraments. Et voici des exemples : une solitude presque ininterrompue dans une cellule étroite et nue — car les visites officielles prescrites, sont pour diverses causes, et le plus souvent une pure comédie — un travail imposé dès l'entrée dans la prison, monotone et sans aucun intérêt ; pas de livres, sinon des traités religieux, une nourriture écœurante : du gruau, du pain, des pommes de terre. Une discipline mesquine et tracassière sous les ordres d'officiers subalternes sortis de la même classe sociale que le prisonnier, aux mains desquels il est complètement remis et qui sont les maîtres de son confort, de tous ses pas et qui peuvent lui infliger des châtiments supplémentaires. Ajoutons qu'il ne voit pas d'autres êtres humains pendant la durée de son incarcération.

* * *

Supposons maintenant qu'un soldat prisonnier a commis un délit qui d'après le code draconien de la prison l'a rendu passible de la flagellation.

Il est conduit pour un examen préliminaire devant le gouverneur ou, en l'absence de ce fonctionnaire, devant un gardien-chef jouissant de la même autorité et qui s'est élevé à ce grade après avoir été lui-même un simple gardien. Les témoignages sont presque toujours recueillis auprès d'un ou de plusieurs gardiens. Si la faute est reconnue grave, le prisonnier est renvoyé à la prochaine visite hebdomadaire des visiteurs officiels devant lesquels il est alors amené. Les témoignages sont recueillis sous serment, puis le prisonnier sort ne sachant pas quel sera son châtiment jusqu'au moment de l'exécution.

Quand l'heure est arrivée, le prisonnier est l'objet d'un examen médical; on le conduit ensuite dans la salle où sont réunis le gouverneur (ou le gardien-chef), le médecin, un et quelquefois deux visiteurs et le nombre requis de gardiens.

L'exposé du délit et le châtiment prononcé sont lus en sa présence et l'exécution a lieu sur le champ. Si c'est la flagellation avec le "chat", le prisonnier est dévêtu en partie, le dos et les reins mis à nu, et lié aux chevilles, aux genoux et aux poignets, au moyen des triangles de fer, les jambes aussi tendues que possible, les bras également tendus au-dessus de la tête, la poitrine contre une traverse de bois. Il reçoit alors sur les épaules vingt-cinq coups appliqués avec le "chat". Comme le "chat" a neuf queues ou lanières, le prisonnier reçoit en réalité 225 coups.

On veut bien supposer que la peau ne peut se déchirer sous les coups d'un exécuteur habile, mais comme il y a bien des sortes de peaux et bien des genres d'exécuteurs, des accidents se produisent souvent.

Notons en passant cette remarque d'un expert: "Un mince filet de sang jaillit parfois et diminue la douleur tout en prévenant l'inflammation."

Un autre expert remarque : "Il est bien difficile, parfois, de guérir leurs dos endoloris."

*　*　*

Quand le prisonnier doit être fouetté de verges,
il est lié dans une position mi-agenouillée, mi-
couchée, la tête posée sur l'extrémité d'une
charpente en bois épousant à peu près les courbes
du corps et qu'en langage des prisons, on nomme
"the Pony" le Poney, le cheval, on le fouette
comme on fouette un enfant, mais avec une
verge très dure et macérée dans le sel, et cela
avec une telle sévérité, nous disent les experts,
que la chair est plus ou moins mise à vif —
comme un bœuf écorché — et les marques sont
indélébiles.

Notons qu'une gratification de cinq shellings
est versée au gardien exécuteur pour chaque
exécution.

Si les suites de la flagellation ne sont pas
toujours aussi graves (et les opinions émises à
ce sujet sont trop peu concordantes pour que
nous puissions conclure), l'effet immédiat est
toujours des plus douloureux et le moral n'est
pas, en tout cas, le moins atteint.

"Avant que la verge ne s'abatte sur ses épaules, le patient n'a d'autre sensation que celle de se sentir exposé, mis à nu, pour un jeu brutal. Mais, dès que la flagellation commence, sans doute après les trois ou quatre premiers coups, toute idée de honte, puérile en quelque sorte, fait place chez un homme vigoureux à un sentiment intense de honte en se voyant frappé par un instrument de cette sorte. La face se crispe, la bouche reste ouverte comme pour gémir et des pleurs contenus baignent les yeux. Chaque coup est ressenti en quelques sorte avant d'être reçu." *(Extrait d'une lettre privée).*

* * *

J'ai demandé à plusieurs officiers d'expérience leur opinion sur les bons résultats de la Flagellation donnée soit avec le chat à neuf queues, soit avec la verge.

La réponse a été négative.

D'autres ne m'ont pas caché que les gardiens chargés de l'exécution finissaient par y prendre du plaisir.

* * *

Il est une preuve à l'appui des observations

précédentes, c'est-à-dire que ce châtiment corporel ne comporte aucun effet moralisateur, c'est que les règlements spéciaux ne limitent pas le nombre de fois qu'un coupable peut recevoir ce dit châtiment.

En 1887, dans une prison militaire, deux prisonniers furent fouettés, chacun deux fois dans l'espace de dix-neuf jours; l'un d'eux reçut même une troisième application du fouet trois mois après.

En 1888, un autre prisonnier dans la même prison fut fouetté deux fois en trois mois, et en 1887, onze cas de flagellation sont signalés, bien que l'on n'ait reçu dans cette prison que 708 prisonniers, soit une proportion de 1 prisonnier fouetté sur 64.

Ce pourcentage, et celui relevé au Caire, comparé avec le 1 sur 2166 relevé dans les prisons civiles en 1896, doit solliciter l'attention.

Il faut ici se préoccuper de ce fait qu'un si grand nombre de Flagellations, actuellement les 4/5 de celles relevées au cours d'une année, sont appliquées dans les prisons où des gardiens-chefs remplissent les fonctions de gouverneurs. Voici, d'ailleurs, un tableau extrait du rapport pour 1896 du capitaine Stopfords.

	Nombre de prisonniers.	Délits.	Diète ou autres punitions.	Flagel- lations.
Prisons (12) sur- veillées par des gardiens-chefs.	3752	2892	2725	12 [1]
Prisons (4) sur- veillées par des gouverneurs.	3569	980	592	3 [2]

[1] C'est-à-dire un prisonnier flagellé sur 312.

[2] C'est-à-dire un prisonnier flagellé sur 1189.

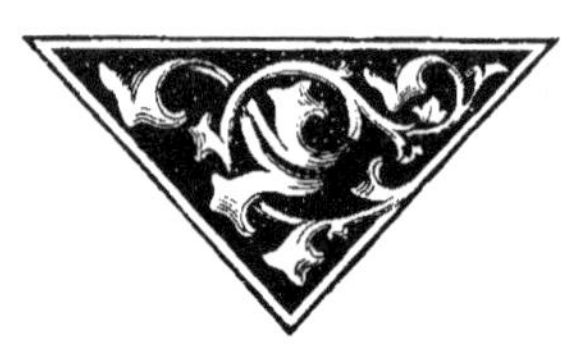

LE ROLE DU BATON

HISTORIQUE DU BATON EN FLAGELLATION.

Pièces documentaires et anecdotiques.

Il faudrait écrire un long chapitre pour énumérer toutes les lois et coutumes qui se rapportent à la justice du bâton. Un serf qui n'obéissait pas aveuglément à son maître était de suite étendu pieds et poings liés sur une poutre, comme pour lui donner la question, et le moins qu'il recevait c'est une distribution de cent vingt coups. Pour les fautes graves, on lui coupait les oreilles, si bien qu'il n'était pas rare de voir des villages où la plupart des paysans avaient les oreilles coupées.

Chaque province avait en ceci ses coutumes particulières, car chaque seigneur, ou même officier du seigneur, châtiait à sa fantaisie; mais les peines n'étaient nulle part les mêmes pour

les nobles et les rôturiers. De la mort de ceux-ci
on ne s'occupait pas, tandis qu'un gentilhomme
n'était jamais punissable ; tous les excès envers
les manants lui étaient permis.

* * *

Alors, pas plus qu'aujourd'hui il était bon de
dire la vérité aux grands. Une mésaventure de
Jean de Meung, le continuateur du *Roman de
la Rose*, en est une preuve. Le poëte avait osé
douter de la chasteté des nobles dames. Abomi-
nation ! Les vierges de la cour en jetèrent de
hauts cris. Elles voulurent un exemple. La
femme de Philippe le Bel intercéda pour elles
auprès du roi, qui ordonna d'arrêter l'infâme
calomniateur et de le déshabiller tout nu, après
qu'il reçût, de la main même des nobles dames
outragées, autant de coups de bâton qu'elles
voudraient lui en donner.

Toutes se promirent de frapper fort et longtemps. Mais elles avaient compté sans l'esprit
de Meung. Le poëte avait obtenu de la Reine
la permission de demander une grâce relative à
l'exécution de la sentence. Il demanda que la
plus grande prostituée d'entre les dames de la
cour lui appliquât le premier coup.

Aucune ne voulut s'avouer telle. Le poëte échappa ainsi à la bastonnade.

En ce temps où les grands se faisaient un honneur de ne point savoir lire, le dos d'une poëte n'était pas plus respecté que celui d'un roturier.

*　*　*

On sait que chez les Athéniens, — peuple qui n'avait rien tant à cœur que l'agrandissement de la république, — le célibat était en grand mépris. Or, suivant l'usage, — usage que les femmes d'aujourd'hui ne craindraient pas de suivre, — quand un célibataire passait dans la rue, les femmes avaient le droit — et elles en usaient avec enthousiasme, — de lui courir sus à coups de bâton.

Par patriotisme... ou par peur de la bastonnade, tout le monde finissait par se marier.

Si cet antique usage revenait, nos filles qui coiffent sainte Catherine, ne falliraient pas à leurs devoirs: volontiers elles emploieraient ce moyen antiplatonique pour se procurer un époux.

Si les coups de bâton avaient dans la classique Grèce le don d'amener des époux aux jeunes filles à marier, ils possèdent dans d'autres contrées la vertu de faire monter sur le trône des candidats à la royauté. Le système, il faut en convenir, serait de nature à refroidir singulièrement les candidats à la royauté de l'époque où nous vivons, s'il se généralisait.

Celui-ci se pratique dans certaines tribus des Indes.

Il faut d'abord que la Nation entière s'assure que le candidat au pouvoir souverain a fait ses preuves de valeur à la guerre, qu'il est adroit au maniement du bâton ou à tirer de l'arc et que, de plus, il sait braver la douleur.

Pour s'assurer de cette dernière condition, le futur monarque est conduit tout nu dans la plaine, où les notables Indiens lui distribuent chacun autant de coups de bâton qu'il peut en donner, sans qu'il soit permis au royal récipiendaire de pousser un seul soupir.

S'il laisse échapper une seule plainte, il est déclaré indigne d'être jamais le chef de la Nation.

C'est ce qu'on pourrait appeler le sacre par le bâton.

* * *

Du temps de Cicéron, les maîtres d'école se servaient de deux bâtons pour enseigner: un rouge pour *l'Iliade*, un jaune pour *l'Odyssée*.

Peu à peu, le bâton fut employé bien plus à châtier qu'à démontrer ; et les maîtres employèrent le bois flexible de la *férule* comme plus propre au nouvel emploi auquel cet insigne était destiné.

La férule a fait longtemps partie de l'enseignement... Il était accepté qu'on ne pouvait instruire qu'à coups de bâton.

Ce préjugé datait de loin.

Théodoric, roi des Goths, avait fait défense à ses guerriers d'envoyer leurs enfants à l'école, parce que, disait-il, "il n'est pas possible qu'ils n'aient pas peur d'une épée après avoir craint la férule !"

Il eut été bien plus simple de supprimer la férule...

Mais c'était un préjugé, et il faut des siècles pour détruire un préjugé, quelque idiot qu'il soit.

Dans le Bas Empire, on appelait la *férule* sceptre, d'où le nom de *porte-férule* donné aux princes d'alors.

* * *

Du temps du fameux bâtonniste Gousset, on ne donnait pas moins de 40 à 50 coups de bâton en 30 secondes aux délinquants. Nos bâtonnistes d'aujourd'hui peuvent en donner de

70 à 80. Un pareil progrès dans l'art de donner des coups de bâton est bien de nature à rendre rêveur.

* * *

Les Juifs étaient jadis les plus féroces donneurs de coups de bâton de la terre ; suivant le cas, ls agrémentaient même l'instrument de pointes et d'épines.

"Mon père vous a frappé avec de simples fouets, moi je vous frapperai avec des scorpions," dit Roboam, roi des Hébreux, à son peuple qui le suppliait d'adoucir le joug dont son père Salomon l'avait chargé.

La bastonnade entrait si bien dans le goût des Israélites, et ils en usaient si volontiers, que Moïse leur avait défendu d'excéder quarante coups ; mais comme la loi ne fixait pas la qualité avec la quantité, il s'ensuit que le patient expirait souvent au trente-cinquième.

Cette peine était alors la plus communément appliquée, sans doute parcequ'elle était la plus expéditive et demandait le moins d'appareil.

Nous voyons dans le troisième livre des Macchabées que Ptolémée Philopator — s'étant emparé de Jérusalem et ayant ordonné à ses généraux d'amener les Juifs en captivité — rendit l'édit suivant : "Quiconque aura caché un Juif, depuis le vieillard jusqu'aux jeunes enfants, sera mis à mort, lui et toute sa famille, à coups de bâton."

* * *

Sous les Romains, la bastonnade était une peine infâmante employée seulement dans les armées. La qualité de citoyen préservait de ce traitement.

Dans l'armée, si la faute commise était légère on en était quitte pour quelques légers coups. Pour les soldats mercenaires, on se servait d'un bâton fait avec du bois de férule. Pour les soldats romains on employait un cep de vigne.

Les mercenaires étaient bâtonnés par les Romains ; les Romains par le *Centurion*.

Le Centurion ne marchait jamais sans tenir à la main l'instrument de sa charge. Cet instrument était tellement inséparable de cet estimable fonctionnaire, que, dans les inscriptions, le bâton figure toujours à la place de *Centurion* et y tient lieu de ce mot.

C'était un cep de vigne, recourbé à sa partie supérieure et dont il ne se servait que lorsque la bastonnade ne devait pas aller jusqu'à la mort : c'était le bâton le moins déshonorant.

La vigne a toujours eu d'étranges immunités!

Pour les soldats condamnés à mort, la bastonnade changeait de nom : on l'appelait *fustuarium*.
Ou frappait en ce cas jusqu'à ce que mort
s'ensuivit.

Suivant Polybe, on appliquait cette peine non
seulement à l'officier et au soldat qui avait
abandonné son poste, mais on l'appliquait également à celui qui se vantait d'une belle action qu'il
n'avait point faite.

* * *

La Chine est le pays où le Bâton, en tout
qu'instrument de Justice et d'arbitraire a toujours
exercé, et même exerce encore, le plus d'empire.

Chez ce peuple, tous les châtiments commen-
cent par la bastonnade : il n'y a personne qui ne
l'ait reçue au moins une fois dans sa vie. Nul
n'en est à l'abri, pas même le mandarin de
l'ordre le plus élevé. Ce qui a fait écrire avec
bien juste raison, à un missionnaire, que le bâton
gouverne la Chine.

Dans cet heureux pays, où la liberté de la
presse est complète, les hommes de lettres ne
sont jamais soumis à une mesure de prévention ;
seulement, il est utile d'observer la maxime de
Figaro : "Ne rien dire contre qui ni contre quoi

que ce soit!" Celui qui se permet le moindre trait satirique, une nouvelle un peu hasardée, est mandé de suite devant le mandarin qui lui fait administrer la bastonnade.

Une fois cette correction appliquée, l'écrit peut circuler à l'aise dans tout l'empire du soleil.

Le bâton est l'estampille du livre que l'auteur reçoit sur son dos.

Si le nombre de coups ne dépasse pas vingt — pour quelque délit que ce soit, — ils n'impriment aucune tâche et sont regardés comme une correction paternelle.

*　*　*

Passons maintenant à la Turquie : Ce pays est tellement soumis an bâton, c'est-à-dire au pouvoir absolu, dont son gouvernement est le beau idéal, que, depuis le grand Vizir jusqu'au Pacha, tout ce qui exerce une autorité peut bâtonner suivant son caprice.

Il n'est pas jusqu'à la grande maîtresse du Harem (la Kehayacadine) qui n'ait un bâton pour marque de son pouvoir. Même les blanches épaules des Odalisques ne sont pas toujours à l'abri de ses coups.

La justice à la turque est devenue proverbiale ; elle ne laisse jamais languir les plaideurs : le

Pacha leur fait distribuer à sa fantaisie des coups de gaule sur la plante des pieds et les renvoie chez eux.

Cette manière de procéder entretient la crainte, la meilleure auxiliaire du bâton.

* * *

On sait que chez les Russes c'est le Knout qui est en faveur particulière. Aujourd'hui ce genre de supplice est moins usité, mais le bâton proprement dit y a conservé tous ses droits. Seigneurs, Gentilshommes et Maîtres, pour le moindre sujet de mécontentement ou pour la moindre faute, peuvent frapper sans autre forme de procès, ceux qui leur sont subordonnés.

Cette bastonnade s'appelle *battock*. L'esclave ou le paysan qui la reçoit doit, l'exécution finie, baiser la main et le genou de celui qui l'a ordonnée, toucher la terre avec le front, et le remercier de ce qu'il ne l'a pas fait bâtonner davantage.

Chez le paysan russe, lorsqu'une jeune fille se marie, son père, armé d'un bâton, demande au futur s'il veut prendre sa fille pour légitime épouse. Si la réponse est affirmative, le père fait faire trois tours à son enfant, et lui appliquant, à chaque tour, trois coups de bâton sur les épaules, il lui dit :

"Ma chère fille, voici les derniers coups que vous recevrez de la tendresse paternelle ; à dater de ce jour je résigne mon autorité à votre mari !"

Après ces mots il présente son bâton au futur, qui, par politesse, refuse ou plutôt fait semblant de refuser de le prendre.

"Votre fille n'aura jamais besoin de cette correction répond-il galamment, je n'en ferai jamais usage."

"Prenez, prenez toujours le bâton, insiste le père ; quand je me mariai, je fis la même réponse que vous, ce qui ne m'a point empéché d'en user souvent."

Le mari s'empare alors du bâton, la jeune femme fait une révérence en signe de soumission et la cérémonie est terminée.

* * *

Beaumarchais ne devait pas, pour sa part échapper à la bastonnade promise aux poëtes par le vieil Horace.

Le *Mariage de Figaro* lui avait mérité la haine de Louis XV, qui le fit enfermer dans la prison de Saint-Lazare, où les *lazaristes* furent chargés de lui administrer, chaque matin, une ration de coups de verge bien sentis.

C'est notre grand Molière qui, le premier,

s'empara du bâton et le transporta sur la scène française. Ou sait assez comment il sut s'en servir en le mettant entre les mains de Scapin et de Sganarelle.

*　*　*

Le bâton joua de tout temps un rôle prépondéront sur l'esprit des écrivains. C'est ce que témoigne le petite conte qui suit.

AMOUR ET BASTONNADE.

Un gentilhomme étant passionnément amoureux d'une jeune femme, et voyant qu'il ne pourrait jamais rien obtenir d'elle, la connaissant extrêmement simple et qu'il serait fort aisé de lui faire croire tout ce qu'il désirerait, attire un matois, qui, se déguisant en prêtre et contrefaisant le dévot, vint trouver cette femme, à laquelle il persuada qu'il avait eu une révélation ; que saint Jean lui était apparu la nuit ; qu'il lui avait dit qu'il était devenu amoureux d'elle, et qu'il avait charge de lui dire qu'elle se préparât pour le recevoir la nuit ; qu'enfin il voulait venir coucher avec elle. lui représentant qu'elle se devait tenir très heureuse, puisque de cet accouplement devait sans doute naître un grand personnage, outre l'assistance qu'elle recevrait toujours en toutes nécessités d'un si grand saint.

Elle fut si contente de cette nouvelle que, sitôt cet homme parti, elle en conféra avec sa fille de chambre, qui, étant aussi sotte qu'elle, y ajouta foi comme à l'Évangile. Elles ajustèrent donc la chambre le plus proprement qu'elles purent, et elle se para le mieux qu'il lui fut possible.

Son mari, qui était plus déniaisé qu'elle, arrivant pour souper, trouvant sa femme extra-ordinairement parée, et son lit et sa chambre en un autre état qu'il avait accoutumé de le voir, en demande la cause à sa femme qui, élevant les yeux au ciel, dit qu'ils se devaient tenir pour les plus heureux du monde, puisqu'un grand Saint, comme saint Jean, la voulait honorer de sa compagnie et tenait à gloire d'avoir les restes de son mari.

Cet homme, entendant cet impertinent discours, vit bien que l'on avait dessein d'abuser de la simplicité de sa femme. Comme il l'avait connue sage et vertueuse, mais extrêmement sotte et de facile croyance, il n'eut aucun ombrage, mais il tâcha, par belles paroles, de lui faire entendre que l'on se voulait moquer d'elle ; mais elle, qui

croyait fermement la chose être vraie, se mit
à pleurer et à se tourmenter, lui disant que ce
n'était pas la première fois qu'il se voulait
opposer à sa félicité. Le mari, voyant.que par
raisons il ne la pouvait vaincre, et d'ailleurs
étant curieux de savoir quel était le galant qui
lui voulait jouer ce tour et de le châtier comme
il le méritait, feignit de condescendre à la volonté
de sa femme. Pour lui donner lieu de recevoir
un si grand saint, il lui dit qu'il voulait lui
laisser la maison libre et aller coucher chez un
de ses amis.

La femme en fut fort réjouie. Il la laissa, et
elle, en bonne dévotion, se mit à attendre son
nouvel amant, qui ne manqua point de venir
sur les onze heures de nuit, comme il lui avait
mandé, en habit à peu près comme on a coutume
de peindre saint Jean. Il frappe à la porte, que
l'on ouvre incontinent, et par la femme et par
la servante, il fut reçu selon le mérite du personnage qu'il voulait représenter. Le mari cependant, que avait fait savoir son dessein à un de
ses amis, était aux aguets ; il s'était habillé comme
on a coutume de vêtir saint Pierre, avec une
perruque grise, une fausse barbe, et deux grandes
clefs à la main, et il était assisté de son ami

(avec chacun un bon bâton sous **leurs robes**)
et deux jeunes enfants habillés avec des aubes
et des ailes, comme les anges, qui tenaient
chacun un grand chandelier avec un cierge
allumé. Il avait envoyé un homme prendre
garde quand saint Jean serait arrivé.

Aussitôt qu'il fut averti, il vint, avec son ami
et ces deux anges feints, en l'équipage que je
vous ai représenté, à la porte de sa maison; et,
avec un passe-partout qu'il avait, ayant ouvert
la porte, vit saint Jean sur le point d'entrer aux
prises avec sa femme. Alors, il s'écria:

— Qui est le téméraire qui vient effrontément souiller la couche destinée au chef des
apôtres ?

Cette femme surprise dit que c'était saint Jean.

— Il a menti, répondit le mari, l'imposteur
qu'il est ! Je suis saint Pierre. Voilà les clefs
du paradis que j'ai sur moi ; personne ne lui
peut avoir ouvert la porte. Mais c'est moi (dit-il
à sa femme) qui vous ai fait avertir que je
voulais venir coucher avec vous, épris de votre
beauté, et ce traître ici a voulu venir occuper
ma place. Mais je vous ferai voir qu'il se faut
bien garder de s'adresser à une personne comme
moi, qui puis lier et délier au ciel comme en la terre.

Là, il tire son bâton, et son ami le sien, et tous deux se jetèrent sur monsieur saint Jean qu'ils bâtonnèrent à plaisir. Mais lui, voyant sa fourberie découverte, se sauva le plus promptement qu'il lui fut possible. Le mari revint ensuite trouver sa femme, qui le prit aussi facilement pour saint Pierre qu'elle avait pris l'autre pour saint Jean. Elle se mit à genoux devant lui et lui demanda pardon : il renvoya son ami et les anges, et en qualité de saint Pierre coucha avec sa femme, qui ne le trouva pas meilleur ouvrier que son mari.

Elle demeura en cette croyance jusqu'au lendemain matin. Alors, elle fut détrompée à sa confusion et ne fut plus dorénavant de si légère croyance. [1]

---

[1] Le Métel d'Ouville.

ROSE KELLER ET LE MARQUIS DE SADE.

Le Marquis de Sade !

Combien ce nom sonne lugubre à l'oreille des honnêtes gens.

Sade, synonyme d'impudeur, de honte, et de débauche. Sade, nom maudit cent fois de son vivant.

Cet homme cynique, né trop tôt ou trop tard, ne nous inspire superficiellement qu'un dégoût profond et nous n'aurions garde de remuer les cendres d'un dépravé, fruit d'un siècle sans sagesse, tout plein de débauches si, dans sa vie aventureuse et vraiment unique en les annales du vice, nous n'avions retrouvé quelques faits se rapportant à notre ouvrage.

Le marquis de Sade possédait à Arcueil une maison de campagne qui lui servait pour ses

parties de débauche. Il n'était guère aimé des
habitants de l'endroit, et, parfois, le paysan qui
entendait des cris dûs à la douleur, ou à la suprême
jouissance levait vers cette sinistre demeure un
bras impuissant, alors qu'un grondement de sourde
colère passait de bouches en bouches.

Le jour de Pâques, 3 avril 1768, Sade donna
ordre à son valet de chambre de conduire à
Arcueil deux filles publiques. Ayant lui-même
rencontré, sur la Place des Victoires, une femme
assez mal vêtue, nommée Rose Keller, veuve de
Valentin, garçon pâtissier, il lui fit des propositions qu'elle accepta, et il la mena aussitôt à
Arcueil dans un fiacre.

Certains auteurs affirment que Sade, sous le
nom de Saint-Rémy avait capté l'entière confiance
de la Valentin, qu'il connaissait depuis longtemps. Cela importe d'ailleurs peu à notre récit.

Nous pouvons résumer la scène qui suivit par
la citation d'une partie de la lettre que Madame
du Deffand écrivit à ce sujet à Malpole :

"Il (le Marquis de Sade) la conduisit d'abord
dans toute les chambres de la maison, puis il
la mena dans le grenier. Arrivé là, il s'enferma
avec elle, lui ordonna, le pistolet sur la gorge,
de se mettre toute nue, lui lia les mains et la

fustigea cruellement. Quand elle fut tout en sang, il tira un pot d'onguent de sa poche, en pansa ses plaies et la laissa. Je ne sais s'il la fit boire et manger ; mais il ne la revit que le lendemain . . ."

Sade avait passé le reste de la soirée en orgies avec les deux filles de joie dont nous avons parlé.

Cette lettre se terminait ainsi :

"Cette femme désespérée se démena tellement qu'elle rompit ses liens et se jeta par la fenêtre qui donnait sur la rue . . . Tout le peuple s'attroupa autour d'elle. Le lieutenant de police a été informé de ce fait. On a arrêté M. de Sade ; il est, dit-on dans le château de Saumur. On ne sait ce que deviendra cette affaire, et si l'on se bornera à cette punition ; ce qui pourrait être, parcequ'il appartient à des gens assez considérables et en crédit."

Les conjectures de Madame du Deffand se réalisèrent ; tandis que la chambre de la Tournelle entreprenait de faire justice d'un tel crime, et que l'auteur était décrété de prise de corps par ce tribunal. un ordre du roi l'avait soustrait à ses poursuites en le faisant renfermer dans le château de Saumur, puis dans celui de Pierre-Encise, où il ne resta que six semaines. Dès les premiers jours de juin, sa famille obtint pour lui des lettres d'abolition, portant que le délit dont il "s'était rendu coupable était d'un genre non prévu par les lois, et que l'ensemble en présentait un tableau si obscène et si honteux, qu'il fallait en éteindre jusqu'au souvenir."

La Valentin reçut cent louis pour se désister, et le marquis put recommencer sa scandaleuse vie.

* * *

Voici maintenant quelques détails rétrospectifs que nous extrayons d'un ouvrage paru il y a quelques années chez l'éditeur Fayard, et intitulé : "Le Marquis de Sade" :

La voiture déposa le Marquis au seuil de la maison : Il descendit, tira une clef de sa poche, ouvrit, puis se retourna vers Rose qu'il prit dans ses bras et emporta.

Comme ils disparaissaient tous deux à l'intérieur, la voiture sortit de la cour et, (chose étrange) reprit le chemin de Paris.

Mme Valentin l'ignorait. Autrement, elle s'en fût alarmée. Mais dans ce voyage, tout était bizarre, et son amant l'entrainait sans lui laisser le temps d'exprimer son étonnement.

Ainsi, pas un domestique pour les recevoir,
pas même de concierge. Bien qu'il fit encore
jour, les volets du rez-de-chaussée étaient clos et,
à l'intérieur pas de lumière. Particularité non
moins singulière, l'air du vestibule ne sentait ni
les murs humides, ni cette odeur âcre des locaux
campagnards depuis longtemps fermés : on y
respirait l'air rare et tiède qui croupit dans les
bureaux de quelques administrations publiques,
et, à la première porte qui s'ouvrit, M\ :sup:me Valentin
fut affectée d'odeurs de chambre à coucher suf-
focantes et de celles de récentes ripailles.

Ce qu'elle pouvait imaginer d'un mauvais lieu
frappa soudain son esprit. D'instinct elle recula...
mais plus de doute ; dans l'obscurité d'une salle
elle aperçut une table encore servie et sur les
tapis des formes humaines s'agitèrent au bruit
de ses pas.

Elle ne les distingua' qu'à peine, entrainée
très vite par son compagnon ; mais, nous le
dirons de suite, c'étaient des filles à demi-nues,
trois ou quatre créatures de dernière catégorie,
amenées là l'autre soir, et roulées sous la table,
en paquets, écrasées par les labeurs d'une nuit
d'orgie. Voilà pourquoi le marquis avait les
paupières noires et les pommettes rouges. Il

était parti pour Paris afin d'y enrôler de fraiches recrues... Le hasard lui avait fait rencontrer Mme Valentin et la furie qui bouillait dans ses veines et obscurcissait son cerveau lui avait inspiré l'idée de l'attirer dans son repaire.

Mme Valentin ahurie, ne sachant plus que croire, que penser, le frisson dans les reins, le cœur serré, se laissait trainer par son sinistre compagnon, protestant par quelques exclamations aussitôt étouffées.

— Montons en haut, montons, disait ce dernier en la tirant par le bras, je vais te montrer l'aqueduc.

Les pieds de l'infortunée buttaient à chaque marche de l'escalier, ses genoux fléchissaient. Et toujours et partout les ténèbres.

Lorsqu'ils eurent grimpé au premier étage, il voulut monter plus haut.

Sans idée, sans paroles, épouvantée, elle se mit à crier.

— Tais-toi! fit-il d'une voix menaçante. Sur ta vie, tais-toi, obéis; il faut monter encore.

Elle se laissa tomber, opposant l'inertie à la violence. Mais il avait des muscles d'acier, il l'enleva, la hissa derrière lui jusqu'au dernier palier de l'habitation, celui du grenier. Parvenu là, il n'avait qu'à tirer un loquet pour pénétrer sous les toits.

La pauvre femme pressentit quelque chose d'horrible, sans savoir quoi. Que voulait d'elle, cet homme à qui elle n'avait plus rien à refuser? Etait-il fou?

Elle résista, et recouvrant son énergie se cramponna d'une main au chambranle de la porte en criant de toutes ses forces:

— Laissez-moi!... laissez-moi!... Grâce!...

— Mais qu'as-tu donc? disait-il, tout en décrochant du chambranle ses doigts crispés.

Je ne te fais pas de mal. Viens donc, n'aie pas peur... Ah!... mais... tu ne seras pas la plus forte, ma belle!... Obéis, te dis-je, ou nous nous fâcherons.

Elle n'obéit point; mais il était le plus fort. Il traîna la jeune femme dans la grenier et ferma la porte au verrou. Rudement poussée, Rose alla heurter de l'épaule une de ces poutres dont la charpente soutenait les hautes toitures d'autrefois.

— Misérable! exclama-t-elle. Etes-vous fou? Que voulez-vous de moi?

— Je vais te le dire, répondit Sade qui semblait chercher quelque chose autour de lui.

— C'est un guet-apens! une infamie! vous voulez donc m'assassiner?

— Mais, grommelait-il, toujours furetant, ce n'est pas cela. Quel plaisir? Ce serait trop bête. Les femmes, comme les chats, ont la vie trop dure.

Ces propos atroces n'étaient pas faits pour la rassurer. S'il ne voulait point la tuer, quel crime méditait-il? C'était plus effrayant encore. Ses regards éperdus erraient autour d'elle cherchant une arme, une issue. Elle courut soudain à une fenêtre mansardée que rougissaient en ce moment les dernières lueurs du couchant. Elle l'ouvrit, jetant des cris inarticulés, prête à en escalader l'appui, et à se précipiter dans le vide; mais aussi prompt qu'elle, il la retira vivement à l'intérieur.

— Pas de sottise... Soyons sage! dit-il avec son implacable ironie.

Puis il voulut la forcer à rétrograder.

De nouveau, et plus énergiquement, furieuse, désespérée, les mains en avant, haletante, elle résista. Une lutte inégale, abominable, s'engageait.

Il lui saisit les poignets.

Elle le mordit à la main, et la douleur lui fit lâcher prise. Elle voulut fuir, eut l'imprudence de tourner le dos; il en profita pour de jeter sur elle, l'étreindre, en lui tenant les bras prisonniers, et la reporta au milieu du grenier.

— Monstre! scélérat! assassin! harlait-elle en se débattant impuissante.

— Tais-toi, je vais te baillonner, dit-il.

Des paysans pouvaient l'entendre. Elle l'espérait peut-être, mais qu'auraient fait les paysans? Si charbonnier est maître chez soi, un noble seigneur l'est bien mieux encore... Nul n'aurait eu l'audace d'intervenir pour prévenir un crime. D'ailleurs, dans ce pays, on ne devait pas ignorer qu'il se passait de singulières scènes chez monsieur le marquis. On était habitué à ces cris, et les criseaux nocturnes eux-mêmes ne s'effrayaient plus.

* * *

Lâchant un moment sa victime, le misérable ramassa sur le plancher ce qu'il avait longtemps cherché, un paquet de cordes.

En lui voyant prendre ces cordes, l'infortunée qui sentait sa faiblesse et n'espérait plus vaincre, se prit à trembler. Son sein se gonfla et de grosses larmes rondes jaillirent sur ses joues pâles. Adossée à une charpente, et se tordant les mains, elle pleura, pleura... secouée par les sanglots, sans pouvoir articuler une parole, faible, abandonnée d'elle-même, et toujours belle, avec une grâce d'enfant.

Ses cheveux s'étaient détachés et leur ébène dépoudrée luisait par places. Sa robe, à l'épaule droite s'était déchirée et laissait voir sa peau blanche. Ses poignets s'étaient gonflés et rougis. Son attitude, sa beauté, ses pleurs, auraient attendri le bourreau. Elle était si mignonne . .

. . . .

Il se releva soudain, et tenant d'une main ses cordes, et de l'autre un pistolet armé :

— Rose, lui dit-il d'une voix rauque, en appuyant sur sa poitrine le canon de son arme ; Rose, il faut céder à ma fureur. Ma passion pour toi me rend insensé... Je te hais et je t'adore, je te maudis et je me maudis moi-même d'un amour qui me poussera au crime pour se satisfaire... Tu vas m'obéir ou périr... Il faut te mettre nue.

Elle ouvrit de grands yeux ébahis. Quoi ! pour cela, elle, sa maîtresse, il l'attirait dans ce grenier et lui mettait le pistolet sur la gorge... Il était réellement fou.

— Nue.... balbutia-t-elle... Dans ce grenier ?...

— Oui, de suite, je le veux, répliqua-t-il.

— Mais...

— Je le veux.

Il releva son arme et la coucha en joue.

Pareille fantaisie dépassait toute imagination. Elle hésitait.

— Et pourquoi ces cordes ? demanda-t-elle.

— Pour rien, répondit-il.

Les cordes, paraissait-il, l'effrayaient plus que le pistolet. Elle ôta son fichu lentement . . .

. . . .

Sade se rejeta en arrière, contempla avec une sorte de ravissement la jeune femme tremblante, puis revint à elle avec une sorte d'emportement, se montant ainsi par degrés de caresses en admirations alternées.

Ses yeux se reprirent à flamber. Des rougeurs d'incendie empourprérents ses joues et gagnèrent son front ; et soudain, d'une main violente, il de mit à ouvrir son corsage, à l'arracher.

Sa victime jeta un cri d'effroi. Ses bras par un mouvement de pudeur se croisérent sur sa poitrine ; et la jupe, comme tout le corsage et tout le costume, s'en alla par lambeaux sous les griffes de ce forcené, au bruit sinistre de ses rires et de ses éclats de joie.

Elle se défendit, ne voyant plus dans cet

homme qu'une bête de proie acharnée après elle.

Il devint furieux.

D'un bond, il sauta vers ses cordes, les saisit, en ouvrit le nœud coulant déjà préparé. Une lutte sans nom et qui échappe à toute description s'engagea.

La nuit était venu ; les lueurs stellaires, par la fenêtre, les flamandes, les trous de la vieille toiture, glissaient seules quelques clartés douteuses dans le grenier.

Le théâtre de l'attentat était noir comme le crime. Les poutres de la charpente avaient des airs de potence et de gibets.

Tout semblait de complicité contre l'infortunée.

Malgré son énergie désespérée, l'infâme vint à bout de son entreprise ; il parvint à la lier à une pièce de chêne et ce qu'il avait conçu dans le délire de l'orgie, il put le réaliser.

Nous l'avons dit, c'était un cerveau hanté de conceptions bizarres et monstrueuses. La luxure chez lui, enfantait des cauchemars, et du vice, il passait à l'action, fût-elle un crime. . . . . .

. . . .

Comme Marsyas au tronc d'arbre qu'il devait rougir de son sang, Rose Valentin fut donc liée toute nue à une des pièces de bois de la toiture.

Sa blancheur se détachait sur le fond roux du chêne, pareille au marbre ou à l'ivoire.

Exténuée et résignée, elle ne faisait entendre ni une plainte, ni un soupir. Elle s'attendait à tout, même à la mort, et n'espérait plus.

Son silence irritait sans doute son bourreau, qui d'un bout de corde se mit à la fouetter. Il n'obtint rien que le mépris muet de sa victime.

Il s'anima à ce jeu cruel et redoubla.

Elle gémit, se tordit dans ses liens, cria au ciel comme toute suppliciée. Ses cris furent une excitation à la rage de Sade. Il frappa plus fort, toujours plus fort, au point que le corps meurtri en fut zébré de larges lignes roses.

— Grâce! oh! grâce!... je meurs!... mon Dieu, secourez-moi!...

Les souffrances devinrent telles, qu'elles lui arrachèrent des hurlements.

Quelques gouttes de rubis jaillirent... et le bourreau s'arrêta hébété. Les cris également cessèrent, le victime avait perdu connaissance. On l'eût crue morte . . . .

. . . .

Lorsqu'elle recouvra l'usage de ses sens, il faisait jour et celui qu'elle ne connaissait que sous le nom de Saint-Rémy n'était plus là. Elle souffrait du traitement cruel qu'elle avait subi et du froid. Une immense tristesse l'avait envahie au premier regard qu'elle jeta sur ses membres lacérés, sa beauté, sa pudeur odieusement outragées.

Ses vêtements se voyaient près d'elle en tas et mis en lambeaux; à côté, un pot de pommade frappa sa vue : Saint-Rémy avait frotté ses blessures avec un onguent; mais il avait mieux fait encore; — en essayant de se débarasser de ses liens, elle les trouva dénoués.

Cette découverte lui rendit les forces.

Elle reprit ses vêtements, s'en accomoda comme elle put, répara de même le désordre de sa coiffure, puis courut à la porte du grenier, mais elle la trouva fermée... C'est parce qu'il en avait pris la clef qu'il avait dénoué les cordes. Elle en fut désappointée, sans en perdre courage, et bien résolue de fuir, chercha un moyen d'y parvenir.

La première idée d'un détenu, en voyant la porte de son cachot se refermer sur lui, est celle d'une évasion.

Elle alla à la fenêtre, théâtre de son premier combat.

Elle avait déjà pensé à ses cordes; le grenier

qui avait servi à des lessives en était abondam-
ment pourvu.

La fenêtre, par bonheur, donnait sur le chemin
du village d'Arcueil. En s'y penchant, elle aperçut deux paysannes. Elle vit aussi le fameux
aqueduc, mais ce qui lui était plus précieux, le
village à peu de distance où elle pourrait, au
besoin, demander du secours.

Elle souffrait beaucoup.

Ses cuisses, ses bras, étaient enflées. Au
moindre frottement, plusieurs blessures étaient
à vif. A chaque mouvement elle constatait quelque écorchure. Mais l'espoir de s'affranchir, la
peur, la peur intense du monstre qui, peut-être,
était près d'elle, et pouvait l'assassiner, lui prê-
taient une extraordinaire énergie.

Elle avait bien songé à guetter de la fenêtre
le passage de quelque paysan, mais celui-ci n'eût
sans doute pas écouté sa prière. Sade était noble,
et sa qualité le rendait redoutable. Elle ne devait
compter que sur elle-même, et agit en conséquence.

Elle noua un bout de sa corde à une poutre
du toit, jeta l'autre bout dehors et bravement
enjamba l'appui de la fenêtre.

La malheureuse !... Il lui sembla que ses

épaules allaient se détacher et que sa tête s'enfonçait dans sa poitrine. Elle ne demeura pas longtemps suspendue, et à peine à quelques pieds du toit fut précipitée sur le sol.

Le peu de résistance qu'opposèrent ses mains lui sauva la vie ; mais, une demi-heure plus tard, des paysans qui se rendaint au marché de Paris, la trouvérent inanimée sur la terre amollie par les pluies.

Ils la crurent morte, la soulevérent et l'examinèrent curieusement.

La corde qui pendait de la mansarde excita leur étonnement, tout en leur expliquant la cause de l'état de la jeune femme.

Un d'eux, pour se débarraser de celle-ci, fut sonner à la maison ... mais pas de réponse.

Ne pouvant se résoudre à un abandon inhumain, ils placèrent l'inconnue sur un âne et la conduisirent à Arcueil.

Nous avons vu par la lettre de Mme du Deffand ce qu'il advint au marquis de Sade. Il échappa au bourreau. Pourquoi ? Il semble qu'une main protectrice et invisible le sauve.

Remis en liberté, Sade allait se surpasser en débauches meurtrières, puis se lancer dans la

production d'ouvrages dictés par le délire érotique
et sanguinaire.

. . . .

Que sont ces faits, quand de nos jours encore
on peut lire dans les journaux ce fait-divers,
épouvantable dans son simple exposé :

UNE JEUNE FILLE VIOLÉE PAR SON PÈRE ET PAR
SON FRÈRE AVEC L'AIDE ET L'ASSISTANCE
DE SA MÈRE.

Quimper, 4 janvier 1899.

La cour d'assises du Finistère a jugé aujourd'hui
une ignoble affaire de mœurs, monstrueuse dans
ses détails.

Il s'agit d'une série de viols accomplis sur
une jeune fille infirme par son propre père et
son propre frère avec l'aide et l'assistance de
sa mère.

La victime de ces ignobles attentats, âgée de
vingt et un ans, est une pauvre créature difforme,
ne se soutenant qu'avec des béquilles et dont
le corps chétif, ravagé par le misère et la souffrance, explique mal les convoitises lubriques de
ses odieux parents.

Les débats ont eu lieu à huis clos.

Les accusées se nomment : Jézéquel (Yves),

53 ans, Jézéquel (François), 25 ans, pére et fils, maçons, et Marie-Françoise Guillon, femme Jézéquel, 43 ans, tous trois habitant le village de Lanruc en Ploudamel, petite commune de *l'arrondissement de Brest.*

LES PUNITIONS CORPORELLES DANS LES COURS ROYALES ET DANS LEURS INSTITUTIONS.

Il est suffisamment établi, et de nombreux documents en font foi, que de nobles et charmantes dames, en notre bon vieux temps, furent fouettées ainsi que des enfants pour d'infimes peccadilles.

Catherine de Medicis et Catherine de Russie sont deux noms célébres à cet égard, dames qui ne craignaient d'affirmer hautement leur conviction que seule la verge pouvait maintenir une bonne discipline à la cour. Ces reines n'hésitaient d'ailleurs pas à appliquer la discipline de leurs mains royales quand l'occasion s'en présentait. Brantôme nous raconte que la première avait l'habitude d'infliger des punitions corporelles aux dames qui la servaient, car on ne peut en effet douter que Catherine de Medici était la grande dame du Parlement à laquelle il fait allusion. Brantôme nous a également renseignés sur l'aventure de Mlle de Limuel et de deux de ses compagnes, toutes dames de la cour, fouettées cruellement comme auteurs d'une satire offensante pour la reine. Le bon chroniqueur nous renseigne également sur la fustigation infligée à diverses dames appartenant aux premières familles de France, parmi lesquelles les Maisons de Lorraine et de Boulogne. Il y avait trois sœurs Limuel à la Cour de Catherine de Médicis; il paraîtrait que l'ainée seule eut à souffrir de cette punition humiliante, ce qui ne l'empécha d'ailleurs pas de reprendre ses assiduités à la Cour où elle mourut quelque temps après.

Ces fustigations étaient infligées devant toutes les dames réunies, par un laquais quelconque, et, raffinement de cruauté, Catherine de Médicis obligeait les belles pénitentes à reparaître à la Cour, ainsi exposées aux sarcasmes de leurs compagnes.

Catherine II de Russie se montra moins sévère à l'égard des demoiselles Burturlin et Elmpt, ainsi que l'a noté Mr. Waliseszewski dans l'ouvrage anglais peu connu "Story of a Thron"

(Vol. II). Ces deux jeunes filles qui n'avaient que dix-huit ans, accusées d'avoir caricaturé une des favorites de la reine, furent flagellées jusqu'au sang en présence des autres dames, puis renvoyées dans leur famille. Leur disgrâce ne dura pas : quelques années plus tard elles reparaissaient à la Cour, la première sous le nom de la comtesse d'Ivof et la seconde comme Mme Turshinof.

Il y a quelques années, nous avons connu une vieille comtesse Russe qui descendait d'une des dames de compagnie de l'impératrice Catherine et qui nous donna quelques explications fort curieuses sur la façon dont l'impératrice s'efforçait de maintenir la discipline dans son encourage :

Une dame commettant une faute grave était prévenue par la première femme de chambre du désir qu'avait l'impératrice de la recevoir dans sa chambre à coucher, pourvue d'une canne ou d'un bouquet de verges, choses très faciles à obtenir des mains d'une servante quelconque, ces dernières en ayant toujours à leur disposition pour emploi sur leur propre personne.

A l'heure fixée — généralement un peu avant le coucher de l'Impératrice — la délinquante, qui. pouvait être une femme mariée, duchesse ou comtesse, se présentait avec l'instrument de punition qu'elle avait préalablement baisé.

Puis, elle exprimait tout son regret de la scéne qui avait nécessité cette punition. Quand la coupable était une dame de haut rang l'impératrice administrait la punition elle-même: quoi qu'elle frappa avec une grande sévérité, les dames préféraient de beaucoup cette royale correction aux attouchements vulgaires des domestiques du palais.

Eu cas de résistance de la part d'une pénitente, deux ou trois serves étaient appelées, qui la maintenaient et même la fustigeaient. Ces corrections, me disait mon aimable interlocutrice, étaient de la dernière sévèrité; la majeure partie des dames de la Cour en ont éprouvé les effets, quelques-unes même à de nombreuses reprises.

La canne était un auxiliaire précieux du maintien de la discipline à la Cour de Russie.

La canne était de préférence appliquée sur les mollets; certaines dames supportaient très bien cette punition; d'autres ne pouvaient l'endurer, témoin cette petite anecdote:

Deux des plus belles dames de la Cour la comtesse Sentusky et son amie la comtesse B..., chargées d'accompagner l'impératrice dans ses promenades coutumières se rendirent un matin dans le boudoir de Catherine de Russie; la comtesse Sentusky rentra la première oubliant de vérifier le bon état de sa toilette. Un défaut passé inaperçu pour elle n'échappa pas à Catherine de Russie qui condamna la malheureuse comtesse Sentusky à recevoir 12 coups de canne et son amie à 15 coups de la même peine pour sa négligence dans l'examen de la robe de son amie.

Les deux comtesses devaient se flageller mutuellement, en présence de l'impératrice. La comtesse Sentusky sortit à la recherche de cannes nécessaires à cette fustigation.

Pleines de honte et de compassion, les deux amies n'obéirent que sur la menace de les faire fouetter par deux serves.

Les coups de cannes furent infligés réciproquement et cette punition terminée, la comtesse Sentusky passa dans une piéce attenante bien décidée à cravacher d'importance sa femme de chambre seule coupable de négligence.

Mon informatrice ne m'a mentionnée qu'un cas semblable à celui des demoiselles Burturlin et Elmpt. C'est celui d'une comtesse mariée âgée de plus de trente ans et fustigée par une serve devant plus de cinquante dames de la Cour.

Cette dame se retira dans ses terres et ne reparut à la Cour qu'au bout d'un an.

* * *

Peut-être notre lecteur pourrait-il objecter que cette histoire vraie ou fausse manque totalement d'actualitá; à ce, nous nous récrierons: nous voulons simplement établir un parallèle entre des faits anciens et certains en vigueur de nos jours encore.

Nous avons devant les yeux, en écrivant ceci un entrefilet paru dans *The Times* de juillet 1849.

"Les journaux de Vienne nous racontent la punition de deux dames d'honneur accusées d'avoir expectoré aux pieds de Sa Majesté l'Empereur d'une façon irrévérencieuse. Arrêtées, elles ont été condamnées à la peine infamante de la flagellation".

Tel est l'article tel qu'il parut en substance.

Un autre article curieux du même journal peut être cité, qui démontre combien était commune la pratique de fouetter les femmes en Autriche à cette époque; cet article, intitulé: *l'Etat d'Italie*, dit en substance:

"*Se reportant au Mémoire du comte de Cavour du mois dernier, les journaux de ce jour publient une circulaire du lieutenant gouverneur de Lombardie en confirmation du rapport du ministre de Sardaigne, et dans lequel il est dit que parmi les causes principales de la haine Lombardo-Vénitienne vouée à l'Autriche, devait être mise au premier rang la sévérité des punitions corporelles auxquelles les femmes étaient assujetties.*

"*Les journaux de Turin ajoutent que cette circulaire est extraite du bulletin provincial officiel des actes du gouvernement de Lombardie, en date du 7 mars 1859. Elle est ainsi conçue:*

"*Circulaire du gouverneur général de la Lombardie — 22 janvier 1859 — concernant l'exécution des punitons corporelles devant être appliquées aux femmes poursuivies ou condamnées, — A l'occasion de la demande présentée, le ministre de la justice, d'accord avec les ministres de l'intérieur et des finances, decrète que, désormais, toute punition corporelle infligée aux femmes, ne pourra être exécutée que par des femmes, ces dernières choisies de préférence dans les familles du personnel déjà existant des prisons. Ces femmes certainement plus aptes à ce service recevront un salaire de vingt sous de la nouvelle monnaie.*

En Autriche, en Allemagne, en Suède et en Russie quand les femmes étaient fouettées, la discipline inférieure était généralement et surtout appliquée. Nous en concluerons que des geôliers étaient spécialement employés à cette besogne ; ceci avait d'ailleurs lieu non seulement dans les prisons autrichiennes, mais encore en Saxe au Château de Waldheim. A propos de cette prison, nous lisons dans la revue de Charles Dickens *All the Year Round* du 10 juin 1865 le passage suivant :

"Les diverses variétés de flagellation s'expliquent facilement : En premier lieu nous trouvons la canne fréquemment appliquée, même aux femmes. Cette punition devait être exécutée par un gardien ; aussi pour sauvegarder toute pudeur la pénitente devait conserver un mince pantalon. Inutile de dire que cet ordre était fréquemment négligé car, objectaient les bourreaux "quelle est l'utilité de fouetter un pantalon."

L'extention désordonnée qu'avait prise l'exécution de cette punition peut être facilement estimée en mentionnant que dans cette seule maison de correction en Saxe, renfermant de 800 à 1000 prisonniers, il était infligé en une seule année 20 ou 25.000 fustigations, et, que sur 100 à 150 femmes enfermées, de 60 à 80 recevaient cette punition."

Cette citation est extraite d'un article intitulé *Modern Torture* en lequel il est décrit les expériences d'un certain Monsieur Rochel en prison durant les années 1850 et 1851.

Ainsi que nous venons de le faire observer le bâton était employé fréquemment sur les femmes enfermées dans les prisons autrichiennes et ce, jusque vers le milieu du xixème siècle, et nous pourrions affirmer que cet usage se perpétua jusqu'en 1865.

Il est probable que depuis cette époque cette pratique a cessé, mais nous ne pourrions l'affirmer, car quelques années auparavant la flagellation était en telle vigueur que certaines dames d'un rang très élevé ont dû souffrir de la morsure de la verge, pour opinions politiques, d'une façon barbare, en laquelle on s'efforçait d'atteindre le moral autant que le physique.

Nous en avons une preuve en feuilletant *The Times* du 11 octobre 1849 qui insérait cette lettre de Madame de Maderspach ; c'était une dame hongroise, fouettée sur l'ordre d'une officier autrichien.

Nous nous contenterons de donner quelques extraits de cette lettre :

"Mon cœur est devenu insensible à toute douleur : c'est donc avec calme que je puis raconter mes horribles souffrances.

"A deux pas de mon habitation, au centre d'un carré formé par la troupe je fus trainée en présence de toute une population qui jusqu'alors m'avait fort bien considérée : ma vie toute honorable méritait cette appréciation.

"Je fus fustigée avec des bâtons.

"Ainsi que vous le voyez toute honte est morte en moi, qui ne crains pas d'écrire ces mots."

Onze ans après cet événement, le 7 janvier 1860 nous lisons sur *The Times* de ce jour une lettre de M. A. H. Layard, en laquelle il mentionne le supplice infligé à Milan (par des Autrichiens) à deux jeunes cantatrices ; l'une était Galli Ernesta, de Crémone, âgée de 20 ans qui reçut 40 coups de houssine, et l'autre Conti Maria, de Florence, âgée de 18 ans qui en reçut trente coups.

Elles étaient accusées d'avoir fait partie de la foule qui hua le drapeau autrichien.

Nous pourrons citer encore beaucoup d'autres cas très authentiques de femmes flagellées pour opinions politiques contraires aux intérêts autrichiens.

Comme par exemple Eve Demmelhart de laquelle

le correspondant spécial du *Times* écrivait (*Times of February 2nd 1851*) : "Sur la liste de dames poursuivies et condamnées par le Conseil de Guerre durant cette dernière semaine nous trouvons : Eve Demmelhart, pour expressions déplacées, vingt coups de fouet et huit jours d'arrêts, les fers aux pieds durant deux desquels jours on ne la nourrit que de pain et d'eau."

Les flagellations infligées comme punition dans les prisons, ou dans les postes de police, ou en d'autres endroits sont soigneusement cachées, ceux qui les appliquaient ayant peu d'intérêt à s'en vanter et les dames punies montrant une certaine pudeur à ne pas rappeler ces tristes souvenirs.

Les citations que nous avons extraites du *Times* et de *All the Year Round* montrent qu'en Autriche Maître Bâton s'immisça souvent dans la politique pour tomber dru sur le dos de dames du plus haut rang.

Ces citations viennent à l'appui de l'anecdote qui suit, qui m'a été racontée par un Autrichien au service de la police autrichienne durant les années 1855—58.

"*Das Pferd*" (le cheval), suivant son témoignage, était la terreur des prisonniers. *Das Pferd* se

composait d'une planche mobile, fixée le long
d'un mur d'une chambre attenante au bureau du
chef de police. Cette planche était couverte d'un
coussin de cuir rembourré, et mesurait environ
quatre pieds de long sur deux pieds de large.
Quand une dame, par une boisson ... exagérée,
ou pour toute autre cause avait attentée aux
bonnes mœurs, et qu'elle était gratifié de l'hos-
pitalité d'une nuit au poste de police, après un
interrogatoire privé (et non en audience publique
comme cela se fait en Angleterre), elle procédait
à sa toilette dans une chambre réservée à cet
usage ; autrement dit, elle se débarrassait de
robes, jupons, pantalon et ainsi accoutrée, mais
couverte provisoirement d'une pelisse elle allait,
sur une large banquette, rejoindre ses compagnes
d'infortune : préliminaire du supplice.

A l'appel de son nom, la condamnée se débarrassait de sa pelisse, s'étendait sur *das Pferd*,
puis solidement maintenue elle écoutait la lecture
de la sentence.

Les malheureuses, pour un faible délit ne
recevaient guère plus de huit à dix coups de
fouet ou de verges, ce nombre se portant parfois à cinquante ou soixante coups ; chacun était
compté à haute voix, accompagnant les cris de

douleur ou de protestation de l'infortunée *et
parfois innocente* victime.

Ces flagellations étaient administrées avec une
très grande sévérité à ce point que les malheureuses délinquantes ne pouvaient s'asseoir d'un
ou deux jours. Inutile de dire que ces fustigations
étaient reçues sur une partie délicate et charnue
de la martyre.

Quoique ces femmes fussent indifférentes à
toute humiliation — leur métier spécial leur en
ayant bien montré d'autres — la nature dégra-
dante de cette punition subie le plus souvent
sur une accusation futile les impressionnait à
tel point que rarement elles retombaient en faute.

Leur honte surtout était dans l'emploi des
hommes pour infliger cette punition barbare.
On se souvient des réticences de Rose, l'héroïne
de *"La Case de l'Oncle Tom"* qui s'écriait alors
qu'elle était amenée à la maison de correction :
"Peu m'importerait d'être fouettée par vous ou
Miss Feely. Mais être fouettée par un homme —
et quel homme !... Mieux vaudrait mourir."

Tel était pourtant le sentiment exprimé par
la majorité de ces *dames* dont quelques unes
avaient été amenées au lieu de supplice dans
leur propre voiture, accompagnés par un policier

qui les accusaient d'un délit souvent imaginaire. Nous nous rappelons le cas d'une Française subitement accostée par un agent de la Sureté au moment où elle montait dans son coupé. Elle reçut 25 coups de fouet, accusée d'avoir trop levé sa robe.

Douces mœurs en doux pays!...

Les femmes étaient souvent flagellées pour vol on cite le cas de deux jeunes dames appartenant à une honorable famille, qui furent sévérement fustigées pour une tentative de vol à l'étalage.

D'autres dames furent traitées de la même façon pour avoir imprudemment tenu un language trop libre sur des questions politiques, ainsi que déjà nous l'avons fait remarquer.

En Autriche, en Saxe, en Russie, en Pologne, les mêmes mœurs régnaient à cette époque.

Nous trouvons dans le *Times* du 3 juillet 1854 un article intitulé "La Politesse Russe", et qui dit en substance:

"Vers la fin du mois dernier, une corpulente et fort loquace dame allemande s'était violemment prise de querelle avec ses domestiques russes; cette dame habitait St.-Pétersbourg. Ses domestiques portèrent plainte à la Préfecture de Police, affirmant que leur maîtresse avait violemment blâmé et discrédité le gouvernement russe. L'Allemande est convoquée au bureau du préfet: ce dernier la reçoit très poliment et l'introduit dans une petite salle d'aspect bizarre ou il commence à lui lire les accusations qui pèsent sur elle. Il n'avait pas fini sa lecture, que la dame disparait soudain par une trappe soigneusement dissimulée mais, horreur! les bras et la tête émergent seuls du sol entourées des vétements de la dame arrachés au passage.

Son corps demi-nu se balance dans le vide alors que trente coups de verge savamment appliqués par une main invisible lui font bientôt pousser des cris de douleur."

Ces préparatifs, spécialement réservés à l'usage de la flagellation nous montrent à quel degré en était arrivé cette scandaleuse punition.

The Times du 18 Novembre 1863 nous donne dans sa *Correspondance étrangère* l'article que voici:

"Sous le titre Pologne, le journal *le Czas* nous raconte l'acte presque incroyable qui suit d'une atrocité étrange en un pays civilisé."

"Le général Lewchine, a décrété que toute femme paraissant dans les rues de Varsovie à la tombée de la nuit devra porter une lanterne allumée, ou être accompagnée d'un homme qui en est pourvu.

"Un propriétaire et sa femme rentraient un soir chez eux: Le mari portait une lanterne ainsi qu'il était ordonné. Chemin faisant la rencontre fortuite d'un ami force le mari à s'arrêter un instant, pendant que sa femme marche encore quelques pas sans lumière. Un policier la saisit brusquement et la traîne brutalement au plus prochain poste de police. Là, malgré les remontrances du mari, le commissaire de police du 8ème arrondissement de Varsovie condamne la malheureuse à recevoir cinq coups de bâton.

La femme se déclarait *enceinte*, suppliant d'être épargnée;

— Donnez lui dix coups, réplique le barbare commissaire.

— Puisque vous êtes implacable, reprit le mari, permettez-moi de recevoir moi-même cette punition.

— C'est votre désir? répond le commissaire? Et s'adressant à l'agent "Donnez-lui dix coups et quinze à sa femme, et cet ordre exécrable fut exécuté".

Après de pareils procédés, nous ne douterons plus, ainsi qu'on nous l'a affirmé, que les jeunes danseuses russes sont fréquemment flagellées même dans les premiers théâtres de St.-Pétersbourg, et que pour la moindre infraction, elles sont fouettées au théâtre même et parfois trainées à un poste de police pour y recevoir leur châtiment.

Question de mœurs. Des gouts et des couleurs !..." [1]

---

[1] Extrait en partie de *Society* (revue anglaise) numéro du 3 juin 1899. Il est certain que nous aurions eu sur ce sujet des détails beaucoup plus complets, si la pruderie excessive de nos voisins d'Outre-Manche permettait de laisser paraitre un article contenant des termes qu'ils considèrent comme vraiment *improper*. Les journaux quotidiens anglais sont cependant remplis de détails scabreux en matière de divorce. Le lecteur désirant se renseigner à ce sujet n'a qu'à consulter notre publication "Les Dessous de la Pudibonderie anglaise."

AUTRES PAYS, AUTRES MŒURS.

Nous sommes malheureusement loin d'avoir épuisé tous les cas de flagellation féminine : nous parlons des cas modernes.

Le *Daily Chronicle*, important journal anglais, nous donne, à la date de 11 octobre 1898, un intéressant article sur ce sujet, sous le titre :

HISTOIRE ÉTRANGE DE LA POLOGNE.
"Femmes fouettées par un prêtre catholique, en présence d'un archevêque."

Cet article était envoyé par le correspondant spécial du *Daily Chronicle* à Saint-Pétersbourg. Nous le traduirons littéralement :

St.-Pétersbourg, le 5 octobre 1898.

Les journaux de notre ville nous entretiennent d'une agitation fébrile qui règne en ce moment dans la ville de Kovno, dans la Pologne russe.

Un certain nombre de personnes, des femmes en grande majorité ont été enlevées dans leurs propres foyers par les adhérents de "l'Eglise catholique de la Croix-Sainte".

Le prêtre principal de ladite église, le père Beliakevitch, s'est porté aux pires excès envers les malheureuses, les dépouillant de leurs vêtements et les frappant de cordes et cannes, comme coupables d'avoir entretenu des relations illicites — aux yeux du bon père — avec des membres de l'Eglise Orthodoxe.

Les victimes ont de plus été obligées par leurs bourreaux de se présenter matin et soir aux services religieux, et, sur l'excitation des prêtres, les assistants ont insulté ces femmes sans défense, les piétinant et leur vomisant à la face les dernières injures.

Puis ces femmes ont été de nouveau enfermées sous les voûtes de l'église, ayant pour toute nourriture des biscuits et de l'eau. Non contents d'influencer leurs victimes en les prenant par la faim et les tortures physiques, les prêtres catholiques ont voulu frapper leur esprit déjà affaibli par des apparitions fantaisistes, produites par

des effets phosphorescents sur une squelette à
tête énorme, figuration plus ou moins symbo-
liques du diable ou d'un esprit malfaisant quelconque.

Ces outrages avaient eu lieu sous l'œil bien-
veillant des policiers, la plupart des catholiques
Polonais ou Lithuaniens. Malheureusement pour
les bons pères de "l'Eglise de la Croix-Sainte,"
ils furent dénoncés par une de leurs victimes
mêmes, Eva Bernatovitch, qui renseigna les autorités sur les agissements du père Beliakevitch.
Cette femme avait été enfermée sous les voûtes
du Saint Temple, sous l'accusation d'avoir logé
une femme, nommée Yukovsky, accusée elle-même
de relations illicites avec des Russes et membres
de l'Eglise Orthodoxe.

Remise en liberté, elle s'empressa de porter
plainte. Elle se rendit à cet effet au plus prochain poste de police où elle exposa son corps
dont une grande partie ne formait plus qu'une
plaie. Elle déclara que sa locataire était encore
enfermée et donna de tels détails, corroborés
d'ailleurs par un examen médical attentif, qu'une
enquête fut immédiatement ouverte par le commissaire de police de l'arrondissement, Erassof,
qui, accompagné du chef de la sûreté de la ville,

Karomaline, et du secrétaire du substitut, Kholotchevnikof, se rendirent à "l'Eglise de la Croix Sainte," dans le but de provoquer les explications du prêtre. Arrivés à l'église, ils n'eurent aucune peine de trouver divers instruments de flagellation, ainsi que le fameux squelette dont nous avons parlé. La femme Yukovsky fut trouvée dans une cellule, en laquelle on avait coutume de déposer provisoirement les morts, avant les funérailles.

Elle avait été, cependant déjà fouettée par le prêtre qui l'avait lui-même dépouillée de ses robes, pour appliquer cette discipline. Son corps portait de nombreuses traces de violences.

Cette femme déclara, ainsi que l'avait déjà fait Eva Bernatovitch, que, en dehors d'elle-même, beaucoup d'autres personnes, hommes et femmes, avaient subi le même traitement, et ceci, toujours en présence du vicaire de l'église, Kerpovsky, et de l'archevêque catholique Pallioulion.

Un premier interrogatoire du père Beliakevitch eut lieu, qui fut immédiatement suivi de son arrestation, mais, au lieu d'être approuvée par l'opinion publique, cette mesure provoqua une irritation intense dans la population catholique de Kovno, qui s'est vivement élevée contre le *martyr* du prêtre. Le peuple alla jusqu'à prier et à s'adonner à de ridicules pénitences en sa faveur, écoutant avec ferveur les sermons où les prêtres l'incitaient à s'opposer aux Russes et aux membres de l'Eglise Orthodoxe.

De tumultueuses démonstrations eurent lieu en face de la prison où était enfermé le père Belia-kevitch, et également à "l'Eglise de la Croix-Sainte."

La force armée dut être employée pour protéger les autorités civiles.

Les amis et connaissances de M. Beliakevitch ont essayé d'obtenir la mise en liberté provisoire du prêtre, moyennant une caution de 5,000 roubles, et le tribunal local se disposa à cette demande, mais le Procureur Impérial s'y refusa absolument.

L'enquête qui continue, est menée avec une grande activité."

*　*　*

Aux anecdotes précédentes, nous n'ajouterons qu'un fait, qui s'est produit EN AVRIL **1899**, en la libre Amérique.

Les journaux de cette date publiaient une dépêche de New-York, annonçant que l'Assemblée législative de l'Etat de Virginie a voté une loi permettant D'APPLIQUER LES CHATIMENTS CORPORELS EN PUBLIC.

Doux peuple !...

Nous venons de faire passer sous les yeux de nos lecteurs un aperçu rapide des scènes de flagellation qui existent DE NOS JOURS, EN POLOGNE ET EN RUSSIE.

Mais, nous dira-t-on, ce sont là des pays barbares, que la civilisation n'a fait encore qu'effleurer. Laissons-les avec leurs mœurs antiques, et jetons plutôt un regard sur les pays qu'il est coutume de qualifier d'*avancés*. Soit. Qu'y voyons-nous? Le même retour à ces abominations. Que nous devons flageller — c'est ici le cas de le dire — de toutes nos forces, si nous ne voulons pas nous voir envahir à notre tour par ces... bizarres coutumes.

Revenons donc à l'Amérique, ou plus spécialement à l'Etat de Virginie. Nous lisons dans un journal anglais sous le titre : "Beautiful girl publicly whipped!" (Belle jeune fille fouettée publiquement) la narration de la première application de cette loi barbare. C'est une JEUNE FILLE DE DIX-HUIT ANS, nommée Mary Ball, qui vient d'être flagellée publiquement, pour un vol de peu d'importance, en la ville de Manassar, dans l'Etat de Virginie.

Traînée sur une place publique, la malheureuse, sous les regards d'une foule hébétée, à demi-inconsciente — car sans cela, comment croire qu'elle eût laissé s'accomplir cet acte ignoble — la malheureuse, dépouillée de ses vêtements, reçut sur le dos, dix coups de fouet, appliqués avec la plus grande vigueur par un bourreau affecté à ce châtiment.

Il restera donc toujours au fond de l'homme cet amour de brutalité ; la civilisation ne sera alors qu'un vain mot, ne donnant aux humains qu'une surface policée, laissant l'intérieur à l'état brut.

Si nous n'avions pas eu sous les yeux une photographie de cette scène de véritable sauvagerie, nous nous refuserions à y porter foi.

Ajoutons cependant, pour l'honneur des citoyens américains, que les journaux des Etats-Unis ont ouvertement et violemment reprouvé cette loi inique.

VENGEANCE DE FEMME.

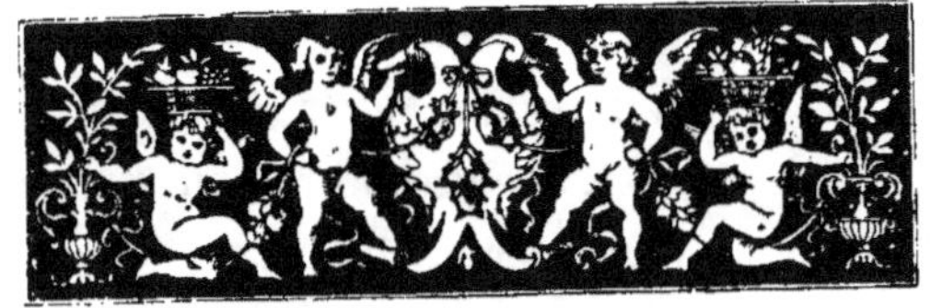

VENGEANCE DE FEMME.

En 1883, parut l'ouvrage de Marie Colombier intitulé *Les Mémoires de Sarah Barnum* avec Préface de Paul Bonnetain.

Ce livre fut diversement apprécié. Certains critiques le trouvèrent amusant ; d'autres s'en indignèrent. Mme Sarah Bernhard s'émut à bon droit de cette publication où elle était directement visée. Il s'ensuivit une polémique dont les suites eussent pu devenir très graves.

"Le Figaro" dans son numéro du 18 décembre 1883, relate ainsi les faits. Nous copions textuellement :

"C'est un abominable livre signé du nom d'une ancienne actrice, Mlle Marie Colombier, qui a amené toute la querelle, livre que personne

n'eût voulu lire, certainement, si, à tort ou à
raison, on ne s'était avisé de reconnaître dans
l'héroïne mise en scène par l'auteur, une personnalité des plus en vue du monde dramatique,
Mme Sarah Bernhard.

Depuis quelques jours déjà, à la suite d'un
article très vif de Octave Mirbeau contre Paul
Bonnetain, signataire d'une préface placée en
tête du volume, des témoins avaient été échangés
et un premier procés verbal avait été redigé.

M. Bonnetain avait tenu à établir tout d'abord
que, bien qu'ayant écrit la préface du livre il
n'en était en aucune façon l'auteur. Ses explications admises, le duel fut décidé. Il a eu lieu
hier matin, et M. Bonnetain a été blessé deux
fois légérement.

Si le livre de Mlle Marie Colombier n'eût pas
eu d'autres conséquences, il est probable que
nous n'en aurions pas parlé, mais le duel commencé entre hommes hier matin, s'est continué
entre femmes, et dans quelles circonstances, bon
Dieu !

Justement offensée par certaines allusions du
livre de Mlle Marie Colombier Mme Sarah Bernhard
s'était rendue hier matin chez M. Clément
commissaire aux Délégations Judiciaires, pour

lui demander si la loi ne lui donnait pas le moyen de faire saisir le livre et d'en arrêter la vente.

Sur la réponse de M. Clément, qu'il fallait qu'elle introduisit un référé et qu'elle attendit ensuite la décision des juges, Mme Sarah Bernhard rentra chez elle.

Pendant ce temps M. Maurice Bernhard, jugeant que c'était à lui qu'il appartenait de venger sa mère avait couru au domicile de M. Bonnetain; mais là, apprenant que celui-ci se battait le matin même, il avait changé d'avis et s'était rendu, 9, rue de Thann, chez Mlle Marie Colombier.

— Je ne m'abaisserais pas à frapper une femme, lui dit-il, mais je vous préviens que si jamais vous vous permettez de parler encore de ma mère, vous aurez affaire à moi.

De son coté, Mme Sarah Bernhard, renonçant à obtenir la suppression du livre avait voulu se venger d'une autre manière, et elle était partie, elle aussi, armée non d'une épée, non d'un révolver, non d'une mitrailleuse, mais d'une simple cravache pour se rendre chez Mlle Marie Colombier.

Au moment de son départ Mme Sarah Bernhard,

furieuse, ne cacha pas son projet aux quelques amis qui étaient réunis chez elle, Mlle Antonine, M. Jean Richepin, et M. Kerbernhard, qui sachant bien où commence la colère d'une femme mais non où elle finit, sautèrent dans une autre voiture derrière elle, et la suivirent.

Arrivée rue de Thann, Mme Sarah Bernhard monta d'un trait à l'appartement, pénétra brusquement dans le salon, malgré la domestique, et trouvant Mlle Colombier, s'avança vers elle et lui adressa quelques épithétes dépourvues d'aménité en lui appliquant en pleine figure un violent coup de cravache.

Mlle Colombier n'était pas seule. Il y avait chez elle M. Jehan Soudan et Mlle Marie Defresne. Au moment où M. Jehan Soudan allait s'élancer sur Mme Sarah Bernhard pour la maitriser, M. Jean Richepin qui venait à son tour de faire irruption dans le salon, le saisissait à la gorge et le tenait en respect. Quelques secondes après, M. Maurice Bernhard, M. Kerbernhard, et Mlle Antonine arrivaient à leur tour.

Quant à Mlle Colombier elle s'était enfuie poursuivie de pièces en pièces par Mme Sarah Bernhard qui enfonçait les portes, renversait les meubles, brisait les étagères cravachant toujours sa victime chaque fois qu'elle parvenait à l'atteindre. Enfin, Mlle Colombier réussit à s'échapper par un escalier de service, et Mme Sarah Bernhard, épuisée, mais vengée se retira.

En passant devant la concierge, elle lui tendit sa cravache en disant ;

— Elle me vient du Maréchal Canrobert, mais je la donne à Mlle Colombier, comme souvenir.

Une heure plus tard, Mme Sarah Bernhard répétait *Nana Sahib* à la Porte Saint-Martin."

(Cet article était signé Jehan Walter).

* * *

D'autre part, il paraissait au commencement de 1884, une petite brochure qui, sous le titre *Affaire Marie Colombier—Sarah Bernhard* prenait violemment parti pour la première.

Voici d'après cette brochure (pages 6, 7 et suivantes) le compte-rendu de la scène :

"Une après-midi froide et brumeuse de la fin de décembre 1883, le quartier aristocratique qui avoisine le parc Monceau était mis en émoi par une rumeur éclatante.

Une horde de malfaiteurs, déguisés en gens

du monde, s'étaient introduits dans une maison
de la rue de Thann, trompant la vigilance du
concierge, et, en moins de temps qu'il ne faut
pour l'écrire, avaient saccagé le coquet entresol
habité par une actrice bien connue dans le
monde artistique et littéraire, Mlle Marie Colombier.

D'aucuns prétendaient reconnaître dans ces
faux gentlemen les débris de la fameuse bande
de Neuilly, qui inauguraient par ce coup de
force le nouveau théâtre de leurs exploits. Mais
on avait aperçu une femme au milieu de la
troupe ; et quelques pipelets, hochant gravement
la tête, opinaient que ça pourrait être aussi
bien des anarchistes, conduits par Louise Michel
qui se serait évadée de Clermont. Et les com-
mentaires d'aller leur train.

Ces suppositions et autres de même farine
devaient être démenties par les journaux le
lendemain. Mais comme en pareille circonstance,
les mieux informés laissent toujours une trop
large place à la fantaisie, il est bon de recons-
tituer les faits dans leur absolue vérité.

Ce jour-là — mardi 18 décembre — Mlle Marie
Colombier, était dans son boudoir devisant tranquillement au coin du feu avec Mlle Marie

Defresne, une ancienne camarade de l'Odéon, et
M. Jehan Soudan venu en visite d'adieu avant
son départ pour l'Espagne.

Rentre une femme de chambre qui annonce
que trois messieurs demandent à parler à Madame.

— Trois messieurs ! s'exclame M. Jehan Soudan,
en se tournant vers Mlle Marie Colombier. Ah !
ça, ma chère amie, vous avez donc encore des
créanciers ?

— Mais non !... Mais non !...

Et s'adressant à la cameriste ;

— Quels sont ces messieurs ?

La femme de chambre sort et revient presque
aussitôt.

— Madame c'est Monsieur Maurice et deux
de ses amis, Stevens et M. Kerbernhard.

— C'est bien. Faites entrer.

La porte se rouvre, et les trois jeunes gens
pénétrent dans le boudoir. Mlle Marie Colombier
se lève. M. Maurice Bernhard s'avance, la canne
à la main, mais visiblement déconcerté par la
présence de deux étrangers sur lesquels il ne
comptait pas.

— Qu'y a-t-il, Monsieur, pour votre service ?
demande Mlle Marie Colombier.

— Madame, bégaie Maurice, j'ai à vous dire que... que vous êtes... une fille !

— Vous êtes le fils de Mlle Sarah Bernhard ; je n'ai rien à dire.

— Oui, Madame, vous êtes une fille... et je vous cravacherai partout où je vous rencontrerai !

— Mais qu'attendez-vous ?

— Non, Madame, pas maintenant... je... je ne suis pas assez en colère.

— Il me semble que vous l'êtes suffisamment.

— Plus tard, Madame,... en public... quand il y aura beaucoup de monde.

— Vous trouvez qu'il y en a pas assez ici ?

— Madame, reprend l'adolescent interloqué vous n'êtes qu'une fille !

— Vous l'avez déjà dit.

A ce moment la cameriste rentre en criant :

— Monsieur Stevens père demande son fils en bas, tout de suite.

Le jeune homme appelé disparait, laissant patauger l'infortuné Maurice.

Celui-ci sentant son ridicule, se bat les flancs et tâche de se ménager une sortie à effet.

— Madame, s'ecria-t-il, si vous avez un ami qui veuille prendre votre défense, je suis prêt à me battre avec lui.

Mlle Marie Colombier voyant Jehan Soudain faire mine de s'avancer vers le jeune homme :

— Je ne permets, à qui que ce soit, dit-elle de me défendre.

— Si j'ai une querelle avec Mme Sarah Bernhard, qu'elle s'adresse à moi ; une femme en vaut une autre.

Il ne reste plus au jeune Maurice et à son fidèle Achate qu'à se retirer piteusement, lorsque M. Kerbernhard avise, accroché au mur, le dessin dont Willette a illustré la couverture de Sarah Barnum ; il l'arrache violemment et en brise le cadre sous ses pieds.

De nouveau, Jehan Soudan veut intervenir. Marie Colombier l'arrète :

— Je vous le répéte, pas plus avec Monsieur qu'avec tout autre, je ne veux qu'on prenne ma défense.

Là-dessus, Maurice et son compagnon s'éclipsent.

Mlle Marie Colombier et ses deux serviteurs commentent avec force rires cet incident grotesque. Mlle Marie Defresne surtout se désolait plaisamment :

— Eh bien ! j'ai de la chance, moi. Il y a deux ans que je ne t'ai pas vue, et quand je

viens chez toi, c'est pour tomber juste au milieu
de cette petite scène. Mon compte est règlé, va!
A la prochaine distribution de rôles à l'Ambigu,
je peux m'attendre à une jolie panne: ils vont
me faire doubler une bonne dans Pot-Bouille!

Tout à coup, un bruit de voix dans l'antichambre interrompt la conversation. On entend
une bousculade. Marie Colombier ouvre la porte
du boudoir, et se trouve en face de Mme Sara
Bernhard, qui fait irruption une cravache d'une
main, un poignard de l'autre. Derrière elle, se
précipitent M. Jean Richepin, brandissant un
long couteau de cuisine, puis M. Maurice et
son cousin M. Kerbernhard.

M. Jehan Soudan s'élance entre les deux femmes
et donne à Mlle Marie Colombier le temps de disparaitre dans le salon contigu au boudoir et de
refermer la porte derrière elle.

Une lutte s'engage. Mme Sarah Bernhard tré-
pigne; M. Jean Richepin, échevelé, roulant des
yeux féroces, se rue sur le journaliste en criant:

— Toi, je te tire les boyaux du ventre!...

— *Nana-Sahib*, quoi! répond l'autre, gouail-
leur, tout en cherchant à désarmer le poëte
forcené.

Richepin se dégage; puis il court vers la

porte du salon à la poursuite de la fugitive. La porte, en s'ouvrant, fait une cachette à Marie Colombier, dans l'ombre du salon, sous les plis de la portière et les rideaux d'une fenêtre voisine. La bande prend sa course, sur les talons de Richepin, à la recherche de l'ennemie invisible, mais non introuvable, puisqu'elle fut découverte dans son coin par M. Kerbernhard qui eut la présence d'esprit de ne rien dire.

Il n'est pas bien certain — entre parenthèse — que Richepin, lui aussi, n'ait aperçu, en passant, la victime désignée à son "surin" de justicier. Mais comme son rôle n'impliquait pas une tentative de meurtre pour de bon, il est probable qu'il a feint, comme son accolyte, de n'avoir rien vu.

M. Jehan Soudan, inquiet sur la disparition de Mlle Marie Colombier, et préoccupé de protéger sa retraite, défendait la porte contre les assaillants.

Mme Sarah Bernhard, cependant, renversait les fauteuils, bousculait les meubles, affolée, hagarde, criant:

— Où est-elle? que je la tue! que je l'éventre !

On déboule dans la salle à manger; une assiette est décrochée du mur et mise en pièces.

M. Richepin, d'un coup de pied, enfonce la porte du cabinet de toilette — qui n'était même pas fermée à clef ; — on fouille la chambre à coucher, au milieu de laquelle Sarah s'oublie un instant à regarder curieusement les tentures ; mais, se rappelant aussitôt qu'elle est furieuse, elle se rue sur la garde-robe, déchire et piétine les costumes ; puis, rencontrant la femme de chambre effarée au milieu de ce désordre :

— Mille francs si vous me dites où elle est !

Peine perdue. Buisson creux. Bredouille. La bande, traversant de nouveau l'antichambre, regagne piteusement l'escalier. Au bruit de la porte qui se referme, Mlle Marie Colombier, qui, de son coin, avait suivi les péripéties de la poursuite, sort de derrière les rideaux qui l'abritaient. "

*   *   *

Maintenant que nous avons soumis à notre lecteur les deux versions de cette récente anecdote, à lui choisir celle qui lui semblera la plus vraisemblable, à moins toutefois qu'il n'attache foi ni à l'une ni à l'autre.

MŒURS ANGLAISES.

Il a paru à Londres en 1880 un ouvrage de
haute curiosité sur la Flagellation. Cet ouvrage
était intitulé "Conférence expérimentale par le
Colonel Cinglant" (Col. Spanker's Lecture).

Cette conférence qui d'après cet ouvrage, a
eu lieu à la Salle des réunions de la *Société
des Flagellants aristocratiques* à Mayfair était
faite dans le but d'expliquer les plaisirs et la
volupté qu'on peut éprouver à abaisser et humi-
lier la fierté d'une belle et pudique jeune fille.
Nous extrayons de cet ouvrage l'introduction
qui suit :

Ceux de nos lecteurs qui ont lu le récit des
mystères de Vergeton House, reconnaîtront dans
notre conférencier un apôtre enthousiaste de la
verge, lequel après s'être bien amusé chez

Mme Pickfess, revint à Londres à l'époque même où celle-ci fut contrainte, à la suite d'une indiscrète enquête au sujet de leurs communes victimes, les demoiselles Bellasis et Sutton, d'abandonner son établissement.

Le colonel Cinglant se lia bientôt avec deux ou trois gentlemen grands amateurs, comme lui, de l'exercice du fouet et qui grâce à son concours énergique, réussirent à fonder la *Société des Flagellants aristocratiques*, dont faisaient partie plusieurs des plus belles Ladies de cette époque.

Leur premier soin fut de louer une maison dans Mayfair, à l'entrée même de Park Lane. Ils eurent pour gouvernante une cocotte sur le retour qui se chargea, moyennant finances, du service domestique de l'établissement.

Elle servait d'introductrice aux membres de la Société, après quoi elle disparaissait et se tenait discrètement à l'écart hors de la portée de la voix.

Le brave colonel procéda tout d'abord d'après un système fort bien élaboré au moyen duquel il fit peu à peu l'éducation des dames sociétaires, et les décida bientôt à rechercher, coûte que coûte, l'occasion de faire monter au diapason le plus aigu l'excitation voluptueuse de leurs sens.

Les victimes furent d'abord de pauvres filles
du ruisseau, telles que vendeuses d'allumettes,
bouquetières et autres EJUSDEM FARINÆ, qui, moyennant quelques guinées, consentirent à exposer
leurs vulgaires fessiers à telles flagellations qu'il
plut au colonel de leur infliger.

L'absence de toute sensibilité et de pudeur
chez des filles d'aussi mauvaise éducation présentait un sérieux inconvénient, car le maître
des cérémonies était à chaque instant forcé
d'expliquer à ses auditeurs comment les jeunes
filles de bonne famille sont les seules qui
comprennent la honte qu'il y a à être exhibées
et humiliées sous les yeux de personnes de leur
propre sexe et, à plus forte raison, sous les
yeux d'une personne du sexe opposé.

Ils s'assurèrent de la personne d'une apprentie
couturière qui remplissait les conditions requises
beaucoup mieux que les grossières filles du
quartier de l'Est, dont jusqu'alors ils avaient
du se contenter. Néanmoins, ses cris de douleurs
et d'indignation ne répondirent guère à l'idée
que s'était faite le Colonel d'une victime pudique
et sensible qui, selon lui, devait présenter un
spectacle autrement alléchant. La honte dont la
rempliraient tous les menus outrages qu'elle aurait

à subir ; l'horreur et le dégoût provoqués par les indignités abominables dont on l'abreuverait, ne pouvaient manquer d'exciter leur intérêt au plus haut point.

Ses fréquentes allusions à l'insipidité des plaisirs qu'ils éprouvaient à opérer sur des victimes payées et consentantes allumèrent à ce point les convoitises de ses auditeurs, qu'ils ne parlèrent plus que des moyens à employer pour se procurer une victime convenable. Ils chargèrent leur président de leur dénicher une jolie jeune fille de l'aristocratie, élevée dans tous les principes de l'honnêteté, sous l'aile d'une tendre mère, et douée de toutes les exquises sensibilités d'une pudeur entretenue par une éducation morale et religieuse et devenue pour ainsi dire une seconde nature.

Il y avait déjà quelque temps qu'il s'employait de tous ses efforts à éveiller et à seconder chez les sociétaires cet ardent désir d'assister à une flagellation d'un ordre plus élevé. Il avait, en conséquence, jeté les yeux sur une jeune personne qui lui était connue, car elle vivait dans leur monde ; c'était Miss Ponsonby, ravissante blonde de dix-sept ans. Elle avait perdu son père. Sa mère, Lady Ponsonby, désirait trouver une dame respectable à qui elle put en son absence confier sa fille, car elle devait, sous peu, partir pour le continent. Le Colonel ajouta qu'il avait donné des instructions à son agent. Or, cet agent n'est autre qu'une dame du demi-monde laquelle, se sentant vieillir, consent à exercer les fonctions de procureuse. Cette honorable personne doit se présenter, sous le nom de Miss Carr Burton, chez Lady Ponsonby, et comme elle possède tout ce qu'il y a de meilleur en certificats (faux naturellement), il espère qu'elle parviendra à leur amener Julie.

Des applaudissements unanimes accueillent cette nouvelle, et les dames se montrent, encore plus que les gentlemen, désireuses de voir la prompte réalisation de ce beau projet.

Que c'est gentil. Quelle charmante idée. Contempler le joli corps de Julie. Mais, il va rougir autant que son visage. Oh! cher Colonel, j'espère que vous ne manquerez pas d'amener cet amour de victime.

Et elles l'assuraient de leur vif interét. Fort de leur approbation, il indiqua pour la réunion une date très rapprochée, car il espérait, disait-il, avoir bientôt en son pouvoir Miss Ponsonby, et il leur promit de leur faire une Conférence sur

la Sublime Théorie de la Flagellation envisagée
sous ses aspects les plus divers et les plus
exquis et de la mettre en pratique sur la belle
et jeune victime.

Nous nous bornerons maintenant à citer quelques extraits curieux de ce volume dont nous
ne voulons pas reproduire en entier le contenu,
qui nous semble une apologie de la Flagellation
appliquée par pure cruauté. Ces mœurs, sont
hélas ! par trop répandues, et de nos jours
encore, dans la nation anglaise. Nous ne vou-
drions pas nous faire les apôtres de cette excitation malsaine qui ne peut éclore qu'en des
cerveaux déséquilibrés, nous bornant à mentionner
les faits, "la vérité, l'âpre vérité".

La Société dont il est question dans l'ouvrage
avait son siège dans un vaste édifice auquel on
avait accès par une cour bien close, de sorte
que les personnes arrivant en voiture ne pouvaient être vues des passants et que les *victimes*,
toujours amenées dans des voitures fermées,
se trouvaient dans l'impossibilité de reconnaître
plus tard cet endroit.

. . . .

C'est dans cette salle que la malheureuse

Julie dont il est question dans la préface va recevoir d'incroyables châtiments ; c'est là que se passèrent des scènes inouies dont, nous le répétons, nous ne donnerons qu'un simple résumé.

La prétendue Miss Carr Burton a fait croire à Lady Ponsonby qu'elle occupe un appartement au palais d'Hampton Court mais qu'elle va louer pour la saison une maison à Mayfair. Elle sera enchantée, dit-elle, de conduire la chère Julie dans le monde et de lui servir de protectrice et de cicerone. La confiante Lady Ponsonby enchantée d'une proposition si avantageuse pour sa fille, confie imprudemment aux mains de cette aventurière la pauvre Julie qui bientôt se voit conduire en un splendide boudoir . . . dans lequel elle est enfermée. La nuit approche, ne laissant dans la chambre qu'une incertaine clarté qui trouble et effraie la jeune fille. Soudain, derrière la porte verrouillée un pas furtif se fait entendre, alors qu'une lettre est glissée sous les tentures. Défaillante, Julie parcourt rapidement ce qui suit :

Ma chère Miss Ponsonby,

Excusez mon apparente trahison, mais je ne suis pas ce que vous pensez. Carr Burton est un faux nom de mon invention : je suis forcée

de rentrer chez moi, mais ce n'est pas à Hampton
Court que je me rends. Vous vous trouverez
bientôt sous la garde d'un digne gentleman, à
qui je vous ai livrée. Il vous tiendra lieu de
tuteur et vous fera sentir les effets d'un discipline toute paternelle. Vous allez figurer à une
conférence devant des messieurs et des dames
qui se réunissent dans cette maison pour se
livrer à des pratiques de Flagellation ; ce sont
des membres de l'aristocratie que vous avez
peut-être rencontrés dans le monde. Ils vous
connaissent bien, mais ils seront déguisés de
façon à se rendre méconnaissables. Préparez-
vous, ma pauvre enfant, à toutes sortes de hontes,
de tourments et d'humiliations ; le plaisir dont
ils jouiront au spectacle de vos souffrances
étouffera les sentiments de pitié qu'ils pourraient
éprouver pour leur belle et tendre victime. J'ai
joué mon rôle dans le complot et, en vous
disant adieu, je me hâte de quitter cette maison,
car les dames qui l'honorent de leur présence
ont trop de dignité pour tolérer que leur procureuse reste en leur société.

. . . .

Suit dans le volume une première entrevue
de Julie avec le Colonel qui, ne le trouvant pas

assez obéissante à son gré la renverse rapidement sur ses genoux, et entr'ouvrant son pantalon
s'apprête à la corriger ainsi qu'une petite fille.
Julie remplie d'horreur et de dégout est prête
de mourir de crainte. Le Colonel découvre un
peu la tête de la jeune fille afin de mieux jouir
de la vue de son visage empourpré, puis la
flagelle vigoureusement.

Nous arrivons à la conférence proprement dite.
Les membres de la société se dirigeaient vers
la salle de conférence qu'ils nommaient le Paradis,
persuadé qu'ils sont qu'Adam et Eve ravivaient
leurs désirs émoussés au moyen de fréquentes
applications de la verge, dans le jardin de
l'Eden, où naturellement ils charmaient leurs
nombreux loisirs en se livrant à tous ces raffinements de l'amour que condamne aujourd'hui
comme obscènes et impies, à leur avis, une
société hypocrite et pudibonde, mais qui dans
ces temps primitifs formaient le seul souci d'une
vie inoffensive et sans orages, et désireuse seulement de se conformer au plus important commandement du Créateur : Croissez et multipliez.

Et ainsi va le monde ! Les croyances absurdes,
enracinées par des siècles d'ignorance, produisent
les pires méfaits, et font de nous parfois des

êtres d'une dégradation vraiment incroyable, hantés de plaisirs et de cruautés !

Citer tous les faits mentionnés dans le volume serait chose impossible. L'innocente victime Julie se vit contrainte de subir les mauvais traitements de ces hideux personnages, du Colonel en particulier, qui, tout en développant les arguments que lui suggérait son esprit de blasé inventif, ne faisait faute d'appuyer immédiatement ses dires sur la sensible peau de Julie.

-- Une jeune dame de l'aristocratie -- disait le Colonel à son auditoire — est comme une pouliche sauvage des steppes de la Tartarie ou du Far-West américain ; elle peut être douce et timide de sa nature ; mais dès qu'elle sent se raidir sur son cou la bride de l'obéissance, elle se croit outragée, dégradée et elle se cabre aussitôt...

Le seul moyen efficace en ce cas, est de prendre, dès le début, une attitude ferme et menaçante et de faire, comme moi, bon usage du fouet. Ce moyen, plus promptement que **tout** autre réussit à dompter toute résistance.

* * *

Nous croyons inutile de reproduire les détails

d'une nature intime, qui remplissent l'ouvrage et dont l'exposé nous semble au moins oiseux.

Entre autres passages, le suivant nous parait présenter quelque intérêt.

— J'ai connu de mon temps, dit un des assistants, des personnes qui avaient des goûts bien singuliers surtout au sujet du pantalon. Une de ces personnes, un veuf, avait une fille unique: 14 ans, jolie personne, à qui son air sévère, imposait à ce point qu'elle obéissait aveuglément à ses ordres quels qu'ils fussent.

Son divertisement favori était de fumer tranquillement son cigare après diner en contemplant sa fille qui, pendant une demi-heure et davantage se tenait devant lui les jupons retroussés jusqu'à la ceinture. Lui, assis dans son fauteuil, restait là sans souffler mot s'amusant à observer comme les bras fatigués se relâchaient peu à peu.

Puis, tout à coup un froncement de sourcils rappelait à son devoir la pauvre fille qui, terrifiée, s'empressait de relever ses jupons tandis que le vieux sacripant jouissait de la vue de son visage empourpré, de ses yeux pleins de larmes et entendait, ravi, ses sanglots étouffés.

Une autre personne de ma connaissance, à

la vue d'une jeune fille, semblait près d'être
atteinte de folie, car il lui fallait immédiatement
s'assurer sous peine de dérangement cérébral,
si la fille avait un pantalon, si elle n'en avait
pas, quel genre de pantalon elle portait? Ce
personnage se mettait à l'affût des jeunes filles
revenant de l'école, puis s'approchant à pas de
loup de l'une d'elle il relevait d'un seul coup
robe et jupons et lui appliquait deux ou trois
claques avant qu'elle put se reconnaitre ou
savoir à qui elle avait affaire. Il prenait différents déguisements et se trouvait toujours à
quelque distance, les yeux fixés ailleurs quand
elles s'avisaient de se retourner. Il maniait avec
dextérité une petite canne à bec de corbin qu'il
introduisait dans la fente du pantalon et au
moyen duquel il tirait la chemise de façon à
découvrir le blanc postérieur.

Le bec de la canne atteignait parfois une
partie plus sensible, pouvant causer de graves
désordres. On retrouva d'ailleurs après son
passage deux ou trois jeunes filles étendues
sans connaissance sur la voie publique mais la
honte leur ferma la bouche.

Ce monsieur s'offrit ce petit divertisement
pendant des mois entiers, sans en être autrement

inquiété, enfin se sentant dépisté il s'en fut renouveler ses exploits dans un autre quartier.

Un autre membre de la société prit la parole :

— Je me divertis parfois, dit-il, en me mêlant au bas peuple dans les quartiers ouvriers, sous un déguisement bien entendu, et me faisant passer pour un des leurs. Je rencontrais un soir dans une des rues mal famées qui avoisinent le Pont de Londres un individu, sellier de son état, quoiqu'il parut plutôt ressembler à un brasseur, et qui portait sous son bras un faisceau de brindilles de bouleau réunies en forme de verge. Je l'interpellai en ces termes :

— Je te paie un pot de bière, mon vieux, si tu me dis ce que tu veux faire de ce *chatouilleur.*

— Rien de meilleur pour les gamines, répondit-il ; la bourgeoise aussi y trouve son profit ; tu peux m'en croire ; paie-nous un autre pot ou deux à la cambuse et tu en verras une bien bonne.

J'acceptai la proposition, et il me conduisit près de sa femme dans une misérable chambre.

— La bourgeoise, cria-t-il en entrant, où est la mioche ? mon copain que voilà voudrait voir la farce.

La femme, qui n'était pas mal, mais dont les traits respiraient une brutale sensualité, trouvait évidemment plaisir à voir fouetter l'enfant et bientôt, elle amena une petite créature, d'une douzaine d'années qui tremblait de tous ses membres, mais qui eût paru jolie, si elle avait été soignée, et plus convenablement vêtue. Le père, à moitié ivre, la jeta sur ses genoux et lui infligea une correction qui dût être fort douloureuse à en juger par les cris qui firent retentir toute la maison. Ce sauvage ne mit fin au supplice que lorsque son bras fut trop fatigué pour frapper. Puis la pauvre enfant s'enfuit couverte de sang. Un autre jour, l'ivrogne, encouragé par mes rires, dépouilla la petite Milly — c'était le nom de sa fille — de tous ses vêtements et, la couchant la face contre la table, il l'attacha de façon à ne lui permettre aucun mouvement. Il commença par la brûler sur diverses parties du corps avec sa pipe presque rouge ; puis, secouant les cendres il fit tomber sur elle le culot de tabac encore brûlant. Après, il s'assit tranquillement pour jouir à son aise des souffrances de la pauvre petite qui poussait des cris à fendre l'âme, et cette brute, en me faisant remarquer avec un ricanement féroce les contorsions de l'enfant, m'assura que l'odeur de la chair brûlée lui faisait venir l'eau à la bouche.

Autre récit puisé dans cet intéressant volume :

Pour la cruauté sensuelle et la honte infligées aux victimes — dit l'un des assistants — rien n'approche des pratiques de l'Inquisition.

Torquemada, ce monstre à figure humaine, était passé maître en l'art de tirer les plus grandes jouissances de la vue des souffrances

Une des tortures courantes consistait à attacher une jeune fille nue à un poteau. Après l'avoir fouettée jusqu'au sang, les bourreaux la fustigeaient avec des orties, la brûlaient au moyen de plaques rougies au feu, puis la retournaient pour offrir le spectacle des angoisses peintes sur son visage. D'abord ils permettaient à la victime de crier à son aise, puis, remise à la torture elle était baillonnée afin de rendre plus intense l'expression de souffrance de ses traits décomposés et aussi dans cette pensée, fort exacte du reste, que la douleur qui ne peut trouver expression dans des cris devient d'autant plus terrible que la victime ne peut pas se soulager de cette façon . . . .

. . . .

Un autre auditeur prit la parole :

— J'ai entendu parler autrefois d'un vieux millionnaire de soixante ans qui voulait s'offrir la fantaisie de jouir d'une jeune fille de dix-neuf ans, pauvre, mais belle. Après un mariage précipité, l'heureux couple traversa l'Italie et alla s'enfermer dans un petit château perdu dans une gorge des Appennins, en compagnie d'un seul serviteur, un jeune valet de dix-huit ans du nom de Charles.

Le vieux millionnaire avait donné ses ordres secrets et toutes les dispositions avaient été prises en vue de ses plaisirs mystérieux.

La jeune femme parut surprise en apercevant dans sa chambre à coucher un véritable cheval de Berkley. Mon ami, demanda-t-elle à son mari, que peut-être cet objet? N'est-ce point une échelle?

Oui, répondit le sexuagénaire, c'est une échelle destinée à ce que vous allez voir:

Permettez-moi d'abord de vous dire, ma chère, que je suis seul juge de ce vous devez faire et comme preuve de ce que j'avance, vous allez obéir sur le champ à mes moindres caprices, sinon je vous brûle la cervelle. Nous sommes éloignés de toute habitation . . . mon domestique m'est dévoué . . . deshabillez-vous . . . vite, vite,

vite ... dit-il en braquant sur elle un pistolet.

— Oh! Oh! Oh! s'écria la femme ... pour l'amour de Dieu ne me menacez pas avec cette vilaine arme.

Enfin vaincue par ses menaces la pauvre femme se dèshabille, monte sur l'échelle, et voit avec terreur entrer le laquais porteur de deux superbes verges :

Je n'insisterais pas sur la scène qui suivit si ce n'est pour dire que le bras du laquais ne retomba que lorsqu'il fut las de frapper.

Et la morale de cette histoire c'est que le vieux Monsieur mourut trois ou quatre jours après d'une façon fort mystèrieuse ; sa veuve hérita de la plus grande partie de ses biens et peu de temps après épousa son valet Charles. Cette affaire n'eût jamais vu le jour si l'un des exécuteurs testamentaires n'eût trouvé plus tard dans les papiers du défunt un récit détaillé de cette affaire écrit de la propre main du vieillard avec cette note en marge :

J'ai tout lieu de croire qu'elle ne durera pas longtemps, car la volupté que j'éprouve est trop grande pour que je songe à épargner la victime et je me trouverai bientôt dans la nécessité de me procurer une autre femme.

LE JARDIN DES SUPPLICES.

Le merveilleux et puissant écrivain, le lyrique
éperdu et trépidant qu'est Octave Mirbeau vient
de faire paraitre un ouvrage qui est à la fois
un prodige d'horreur et un miracle de beauté
"Le Jardin des Supplices."

"A travers la simple fiction d'un voyage en
Chine, écrit M. Léon Daudet, dans l'article très
remarquable qu'il a consacré à ce chef-d'œuvre
terrifiant, d'un ouvrage où compagnonnent un
politicien français et une Anglaise extraordinaire, passent et flamboient une multitude de
tableaux à la Hogarth, hallucinatoires et précis,
d'une variété, d'une sauvagerie, d'une intensité
sans cesse croissantes. Ces scènes de torture,
ces récits forcenés d'une bagne d'Extrême-Orient
et plus encore d'imagination extrême, ont pour

cadre, par un saisisant contraste la flore la plus
merveilleuse, la plus parfumée, la plus grisante
tel qu'un gigantesque pavot, droit et hardi sous
les feux du jour, enferme en puissance le rêve
et la mort."

Nous extrayons pour nos lecteurs la page où
l'auteur fait raconter par cette effrayante petite
Claire où sa science et sa cruelle ironie de
penseuse a incarné tout le mystère du désir
farouche, une scène atroce de flagellation d'un
genre vraiment terrible.

"Tu ne m'écoutes pas, vilain, dit-elle à son
amant... Et tu ne me caresses même pas!...
Caresse-moi donc, cher... Tâte comme mes
seins sont froids et durs...

Et, d'une voix plus sourde, son regard dardant sur moi des flammes vertes, voluptueuse
et cruelle, elle parla ainsi :

— Tiens!... il y a huit jours... j'ai vu une
chose extraordinaire... Oh! cher amour, j'ai vu
fouetter un homme, parce qu'il avait volé un
poisson... Le juge avait déclaré simplement
ceci :

"Il ne faut pas toujours dire d'un homme qui
porte un poisson à la main, c'est un pêcheur!"
Et il avait condamné l'homme à mourir, sous

les verges de fer... Pour un poisson, chéri!...
Cela se passa dans le Jardin des Supplices...
L'homme était, figure-toi, agenouillé sur la terre,
et sa tête reposait sur une espèce de billot...
un billot tout noir de sang ancien... L'homme
avait le dos et les reins nus... un dos et des
reins comme du vieil or... J'arrivai juste au
moment où un soldat, ayant empoigné sa natte
qu'il avait très longue, la nouait à un anneau
scellé dans un dalle de pierre, dans le sol...
Près du patient, un autre soldat faisait rougir,
au feu d'une forge, une petite,.. une toute
petite badine de fer... Et voici... Ecoute-moi
bien!... M'écoutes-tu?... Quand la badine était
rouge, le soldat fouettait l'homme à tour de
bras, sur les reins... La badine faisait : Chuitt!
dans l'air... et elle pénétrait, très avant, dans
les muscles qui grésillaient et d'où s'élevait
une petite vapeur roussâtre... comprends-
tu?... Alors le soldat laissait refroidir la badine
dans les chairs qui se boussoufflaient et se refer-
maient... puis, lorsqu'elle était froide, il l'arrachait violemment, d'un seul coup... avec de
menus lambeaux saignants...

Et l'homme poussait d'affreux cris de douleur... Puis le soldat recommençait... Il recom-

mençait quinze fois... Et à moi, aussi, chère petite âme, il me semblait que la badine entrait, à chaque coup, dans mes reins... C'était atroce et très doux.

PSYCHOLOGIE DU FOUET.

Doit-on fouetter ou ne doit-on pas fouetter les enfants ?

Telle est la question posée de nos jours, surtout en Angleterre où les polémiques des gazettes et les correspondances insérées dans leurs colonnes bien loin de la résoudre en ont dévoilé quelques côtés très étranges.

Il est curieux de parcourir les longues disertations à ce propos, les lettres tantôt banales, tantôt singulièrement troublantes dans leur énigmatique concision.

Emanées de personnes de tous âges et de tous sexes, ces lettres montrent le plus souvent des préoccupations tout-à-fait étrangères au principal objet dont elles devraient traiter.

C'est ainsi que tout récemment, une revue d'allure grave, publiait une série de réponses sur ce sujet si contreversé : doit-on ou ne doit-on pas fouetter les enfants ?

Certaines de ces réponses sont judicieuses et pleines d'humanité, d'autres bien singulières.

Un gentleman qui garde l'anonyme sans répondre à la question posée invite les lecteurs à s'unir à lui pour réclamer la création d'une "DISCIPLINE SOCIETY".

Des dames du grand monde se réuniraient à certains jours dans un local spécial et là, encapuchonnées et masquées, après avoir reçu la confession des hommes ou des femmes qui éprouveraient le besoin de recevoir un châtiment quelconque pour leurs fautes, elles les flagelleraient vigoureusement !... Le flagellomane apparait ici dans toute sa beauté !

Une *Mistress* également voilée d'un anonymat pudique dit exercer la profession singulière de "fouetteuse d'ivrognesses" sur la demande des maris affligés de semblables mégères, dit-elle, elle se rend à domicile et en leur présence fouette vigoureusement l'épouse *intoxicated*.

Il est fort probable que ce reméde s'il est efficace pour détourner de leur passion les femmes alcooliques doit être un reméde à deux fins et que le spectacle de leurs pleurs, de leurs gémissements et surtout de leurs déhanchements doit paraitre affriolant aux maris. C'est sans doute le secret de l'intervention souvent sollicitée parait-il de la dame fouetteuse.

Mais il y a mieux.

Toujours dans la même revue, un mari raconte :

"Ma femme, peu après notre entrée en ménage, se tenait un jour près de moi, gantée et prête à sortir. Je devais l'accompagner et tout en lui causant je fouettais mes genoux du bout de mon stick. Elle s'arrêta tout à coup au milieu d'une phrase commencée et me tendant sa main gauche : "Donnez-moi un coup de votre stick", me dit-elle. Stupéfait, j'hésitais un instant, mais elle se mit à rire et dit : "Je vous en prie vous me ferez plaisir".

J'obéis donc et je frappai bien doucement sa main élégante et fine, sur la paume recouverte par le gant.

— "Plus fort, dit-elle, plus fort".

Je frappai un peu plus fort, mais elle fronça le sourcil et me dit presque en colère. "Je ne sens rien, vous n'avez donc pas de force". De plus en plus surpris et, ma foi ressentant une exitation toute particulière, une sorte d'énervement, je fis ce qu'elle désirait si fort et je

cinglai, cette fois pour de bon, sa main gantée.
Ma femme pâlissait, rougissait, mais tendait
toujours sa main jusqu'à ce qu'enfin, sans doute
vaincue par la douleur, elle la retira et me
sauta au cou en me remerciant.

Je ne sais pourquoi, je fus piqué au jeu, je
lui demandai à mon tour de me faire endurer
le même petit supplice ; elle y consentit volontiers.

Les caresses dont nous nous payâmes mutuellement nous parurent justifier une réédition de
cette scène et depuis de longues années, chaque
fois que nous avons commis l'un ou l'autre une
petite faute, nous nous assujettissons mutuellement au rôle d'un écolier devant son maitre."

Nous supprimons comme inutiles les points
d'exclamation que les lecteurs s'attendraient peut-
être à voir jaillir en fusées après cette citation.
Du reste leur surprise en lisant une histoire
aussi cocasse a dû faire éclore sur leurs lèvrès
l'exclamation ou le rire sans qu'il soit besoin d'une invite. Le signe qui conviendrait
d'ailleurs parfaitement ici serait plus tôt ce
point d'ironie inventé par un jeune écrivain :
Alcanter de Brahen, point d'interrogation
retourné, et qui figure assez bien la fugitive

arabesque tracée dans l'air par un fouet claquant.

Disons de suite que certains correspondants, dont les lettres sont citées, sont hostiles à la peine du fouet infligée aux enfants.

Ce sont eux qui racontent des faits scandaleux que les flagellomanes se gardent bien de révéler.

L'un parle de quarante coups de verges donnés à des enfants, il cite des cas où des petites filles ont été battues à coups de canne et relevées toutes meurtries après ce supplice, saignant en plusieurs endroits. Tantôt la cruauté seule est l'explication de traitements de cette nature, tantôt des préoccupations d'un autre ordre s'y mêlent, tel qu'en ce cas signalé en Ecosse où des jeunes filles de 16 ans furent fouettées, ou tel que celui signalé en Autriche où une jeune fille de dix-huit ans, complétement déshabillée, reçut 72 coups d'une verge faite de 12 lanières de cuir. Dans une lettre, fort bien écrite, et qui doit émaner d'un esprit distingué, un ennemi du fouet se déclare pour l'abolition de cette peine humiliante. Soyez doux, justes, fermes et bons avec vos enfants, dit-il, commencez leur éducation dès le berceau, étudiez leurs dispositions dont la variété est si importante à connaitre, enseignez leur le *self-*

control et la considération pour leurs semblables ; vous vous apercevrez alors bientôt que la verge est inutile aussi bien à l'école qu'à la famille. Des paroles aussi sages trouvent la confirmation du bon sens qui les a dictées dans les lignes que l'on va lire et qui sont adressées à l'éditeur de la revue par une jeune dame abonnée :

"Je n'ai pas été à l'école publique ni en pension, mais je sais d'après les conversations que j'ai pu avoir avec des écoliers que dans les institutions où la verge est en usage, la conversation et les manières des élèves s'en ressentrent d'une étrange façon. Elle n'ont garde de laisser passer une occasion d'agir contre leurs maitresses et quand l'une d'elles commet une faute contre la camaraderie, au lieu de la tenir en quarantaine, de la bouder, elles l'attachent sur un lit et la fouettent.

Des jeunes folles auxquelles on confie pour quelques heures la garde de jeunes cousins ou d'autres enfants, s'amusent fréquemment à les fouetter. J'ai même reçu cette confidence d'une jeune fille de dix-neuf ans qui m'avoua ne pas connaitre de plus grand plaisir, que de fouetter sur ses genoux un petit garçon bien joufflu et potelé."

Qui n'aperçoit ici le danger de ce genre de châtiment exercé sur des enfants, aussi bien pour celui qui le reçoit que pour celui ou celle qui l'inflige?

C'est ce danger que M. George Bernard Shaw a si bien indiqué dans sa lettre qu'il écrivait tout récemment au secrétaire de la "Humanitarian League".

Nos lecteurs nous sauront gré de citer ici cette lettre in-extenso.

"Permettez-moi de vous faire remarquer que vous faites des efforts bien inutiles en essayant de combattre par des arguments la pétition faite par la Société du Suffrage des Femmes d'Edimbourg.

Ces dames ne sont ni folles ni ignorantes; elles doivent connaitre tous les arguments contre les punitions et les représailles passionnées, aussi bien que tout ivrogne connait tous les arguments contre l'alcool. Elles sont atteintes d'une affection hystérique bien connue et dont il y eut déjà en Europe plusieurs épidémies. Cette maladie semble avoir fait son apparition en Angleterre il y a quelques années avec l'influenza. Depuis, la presse s'est vue inondée de frénétiques appels à la renaissance du fouet, certains de ces appels

témoignent si évidemment d'un désordre spécial
de l'imagination, qu'il est surprenant de les voir
accueillir par des journaux sérieux. Dans d'autres,
nous trouvons indiquée cette prétention des
dames d'Edimbourg d'un désir de réprimer le
crime, prétention invariablement accompagnée
de cette affirmation que le fouet a fait disparaitre
le vol et les attentats divers. Comme il n'y a
peut-être pas un seul journal anglais dans lequel
une telle erreur n'ait été exposée, ou un débat
parlementaire sur ce sujet dans l'une ou l'autre
chambre au cours duquel elle n'ait pas été
contredite avec autorité, il est inutile de la traiter
plus longtemps d'erreur; c'est tout simplement
une excuse de la flagellomanie pour arriver à
satisfaire sa passion. Ce dont on a besoin, ce
n'est pas la réfutation d'un argument faux,
mais le diagnostic résolu d'une maladie réelle
et très dangereuse. Que ceci soit bien compris
une fois pour toutes par le public, et les femmes
réfléchiront avant de formuler des résolutions qui
tendent à favoriser la nymphomanie aussi bien
que la flagellation, variante cruelle de ce désordre.

Je dois vous rappeler que le flagellomane mâle
— souvent malheureusement un juge — brûle
d'un désir intense de fouetter les femmes. Il

allégue généralement que la femme qui porte une fausse accusation de viol ou d'inceste contre un homme doit être bien plus terrifiée par le châtiment qu'un voleur de grand chemin, et que le fouet seul etc.... Vous connaissez la suite.

Si vous faiblissez dans votre argumentation contre une maladie qui défie le raisonnement, demandez simplement pourquoi le flagellomane, parmi une grande variété de châtiments excessivement douloureux choisit invariablement le seul qui soit notoirement sensuel.

Il n'y a pas longtemps, un flagellomane, excité par l'assassinat de l'Impératrice d'Autriche, écrivit au *Pall Mall Gazette* pour proposer que les anarchistes fussent emprisonnés toute leur vie et fouettés *chaque jour*. Mais pourquoi fouettés? Pourquoi pas suspendus par les pouces ou tourmentés par l'electricité? Et pourquoi une telle proposition fut-elle faite alors qu'il s'agissait d'une femme belle et romantique poignardée, et non quand le président Carnot subit le même sort et souffrit beaucoup plus. La même réponse suffit aux deux questions. Le prétendu anti-anarchiste était simplement une victime de cette maladie des débauchés qui trouvent pour satisfaire leur criminelle passion de pauvres filles recevant le fouet moyennant quelque livres. Et c'est là le vulgaire secret de toute cette agitation. Cela passera comme les épidémies précédentes. En attendant, nous devons veiller à ce qu'elle ne laisse pas de traces sur notre code pour en augmenter l'infamie. Au commencement de cette année, le comité des Ecoles de Londres, malgré les efforts de membres plein d'humanité autorisa les écoles de vagabonds. Dans l'une de ces écoles, un élève ayant porté une plainte contre un des officiers et l'ayant ensuite retirée, fut fouetté en public, recevant le maximum de ce genre de punitions : douze coups.

Quelques semaines plus tard, l'officier accusé fut surpris en flagrant délit d'attentat aux mœurs avec le garçon fouetté. La police fit une enquête ; l'officier disparut ; le jeune garçon fut envoyé dans une autre école et la majorité fouetteuse fut convaincue d'avoir été dupe d'un satyre et d'avoir propagé sa maladie par une exhibition publique.

Nous avons cité cette lettre parce que toute l'argumentation de son auteur repose sur la relation qui existe, et cela est indiscutable, entre la flagellation et la vie sexuelle.

Comme il le dit fort bien, c'est là le secret de l'attirance qui a toujours exercée sur certaines natures ce mode de châtiment. Il procure à l'homme ou à la femme sensuels d'abord la joie de découvrir et de mettre à nu la chair du patient ou de la patiente, puis celle plus large propre au sadiste de la meurtrir. La première sensation précède toujours et domine la seconde, mais le plus souvent elle finit par disparaître devant l'intensité de la sensation sadique qui règne alors en maîtresse. Nous disons précède toujours, mais les mots ne sont peut-être pas tout à fait exacts. En effet, l'histoire sanglante des crimes dits passionnants nous révèle l'existance des sadistes purs, c'est-à-dire d'êtres humains n'éprouvant la plénitude du plaisir et de satisfaction que dans le spectacle de la souffrance éprouvée par leurs semblables ou par des animaux, souffrance infligée par d'autres : courses de taureaux, combats de coqs, etc., ou infligée par eux. Il faut avouer cependant qu'obscurément peut-être se mêle à la sensation générale de la cruauté satisfaite une sensation d'ordre sexuel, et les manifestations de l'instinct génésique révélent trop souvent un mystérieux accord entre la volupté et la cruauté, stigmatises renais-

sants dans certains esprits de l'antique bestialité,
pour que nous émettions un doute à ce sujet.
Nous croyons cependant que les sadistes peuvent
se diviser en deux classes sinon bien distinctes,
du moins se référant chacune à deux modes
de perversité ; dans l'une la volupté charnelle
demeure la préoccupation maîtresse ; dans l'autre
la cruauté presque seule agit et règne.

Deux autres catégories de flagellomanes restent
à étudier : les amants de la sujétion et par suite
de la souffrance, les blasés ou impuissants.

Les premiers sont désignés par les psycho-
pathes modernes sous le nom de masochistes.
Nous croyons qu'il est possible de faire entrer
dans ce groupe ceux qui, emportés par le zèle
religieux et peut-être aussi par une tendance
originelle de leur être psychique se flagellent
et se tourmentent de diverses façons, dans le
but de satisfaire pour eux et pour leurs frères
à la Justice Divine, et surtout dans le but de
se sentir assujettis, écrasés et meurtris sous la
main puissante de l'Amant céleste.

La flagellation passive — la seule que recherchent les masochistes — n'est donc pas désirée
pour elle-même, mais simplement comme "une
forme de la servitude" envers l'être aimé.

C'est une pervertion.

Cette même flagellation passive peut, dit Krafft-Ebing, par l'irritation mécanique des nerfs du séant, produire des érections réflexes.

"Les débauchés affaiblis ont recours à ces effets de la flagellation pour stimuler leur puissance génitale amoindrie."

C'est une perversité, et Krafft-Ebing ajoute qu'elle est très fréquente.

Si donc, laissant de côté pour le moment cette dernière catégorie de flagellomanes, nous nous arrêtons à celle des masochistes, nous verrons que nous ne pouvons que difficilement les ranger parmi les "fervents de la verge", *birch's lovers.*

Le masochisme en effet n'est pas une déviation de l'instinct normal en amour qui comporte à des degrés divers l'idée d'abandon et de sujétion, mais bien une hypéresthésie de ce même instinct, une abdication non plus transitoire mais absolue et définitive de la personnalité entre les mains de l'être aimé. Portée à son maximum d'intensité, cette perversion mène ceux qui en sont atteints jusqu'à ces frontières indécises où le sentiment religieux se confond avec la passion sexuelle; elle crée en eux le désir de la souffrance et

du martyre et leur interdit de savourer d'autres
joies que celles dont l'àcreté laisse après elle
un goût de larmes et l'impression de l'anéan-
tissement.

Si donc des mouvements réflexes peuvent
être créés chez eux par la flagellation, ces
mouvements ne sont pas dûs essentiellement à
l'irritation mécanique des nerfs du séant. Tout
au plus cette irritation entre-t-elle pour une
faible part dans ces mouvements qui sont dûs
presque uniquement à la sensation d'ordre
psychique de l'assujétissement absolu à la volonté
et aux caprices de l'idole.

"J'adore la femme impérieuse, lisons-nous
dans la correspondance d'une des victimes de
cette curieuse passion, je me révolte au rôle
d'esclave et pourtant je ne désire rien tant que
de le jouer, si l'on sait m'y contraindre. Je
crois que le seul rôle dominateur appartient à
la femme et je désire trouver celle qui saura
me commander et me faire servir à ses goûts,
à ses fantaisies les plus folles *quelles qu'elles
soient, cruelles même* si son tempérament le veut,
en un mot faire de moi son esclave, son chien
obéissant.

"Reine, maîtresse adorée et inconnue, je suis

par la pensée à vos pieds où vous me tiendrez
quand il vous plaira, les baisant, les léchant
comme le chien fidèle et craintif qui tremble
devant un regard, un froncement de sourcils ou
un mot de menace. Je vous adore d'en bas,
attendant l'ordre quel qu'il soit que vous me
donnerez.

Combien j'aime votre style nerveux, votre
phrase brève, sèche, impérieuse. Vous êtes bien
la femme du commandement, n'est-ce pas? Du
moins, ce n'est pas la volonté qui vous manque.
Et puis, vous avez besoin d'être distraite selon
vos goûts; l'idée seule de sentir un être *à vous*
comme le cheval que vous achetez vous fait du
bien. Le cheval, on l'a, on le monte, on le *frappe*,
on le cravache, on lui tourne le mors dans les
dents, on pèse sur lui de tout son poids, on lui
fait sentir sa supériorité, on l'accable de sa
volonté, on le martyrise; il ne peut que gémir,
s'emporter, se plaindre en son langage et puis...
il faut bien qu'il obéisse. Il faut bien qu'il
porte ce poids si lourd et si doux qui brise ses
reins mais qui procure peut-être un moment
d'ineffable jouissance à *la reine* qui le dompte.

. . . .

J'ai donc compris que vous n'étiez pas une

femme vulgaire, une de ces femmes à l'esprit banal, à la passion monotone qui comprennent l'amour comme les épiciers comprennent la vente de leur sucre ou les avocats celle de leur bavardage. Moi, je comprends cela autrement, comme vous, sans doute. La passion du cœur, la passion sensuelle, les nerfs, les muscles, le cerveau, l'intelligence, l'esprit, je trouve tout cela dans la femme, dans sa volonté . . . . .

. . . .

O femme, reine incompréhensible que j'ai essayé de comprendre, quelle puissance vous avez prise sur moi ! combien j'aspire à vous voir, à vous contenter, et à *souffrir de vos caprices*. Emu et lâche, je vous sens sur moi, me dominant de toutes vos forces, usant de l'esclave à votre volonté, frappant, exigeant, brisant la résistance par votre voix, votre sourire et... les coups. Ce n'est pas que je sois fou de la souffrance matérielle ainsi comprise mais je suis dévoré du désir de sentir un être me maîtriser, je veux arriver à vous donner la plus grande joie que vous puissiez avoir, c'est là mon bonheur et je souffrirai autant que vous voudrez pour cela . . . . . .

. . . .

Je vous écris à la hâte, mais je tiens avant tout à vous obéir. Esclave je suis de par votre volonté, de par la mienne aussi et je suis fier de ma sujétion! Oui, fier! injuriez-moi si vous voulez, il n'en est pas moins vrai que vos regards sont tombés sur moi, pauvre être perdu dans la foule. Vous vous disiez blasée, écœurée de tout, et de ce que ma plume ardente et mon imagination inspirée ont tracé, vous frémissez peut-être encore! ce que d'autres n'ont pu faire par leurs baisers et leurs caresses, moi je l'ai fait par ma volonté seule.

. . . . Je suis votre vil esclave, c'est vrai, *car je m'abaisserai à tout pour vous complaire.* . . . .

. . . .

Nous avons dû, dans la transcription des lignes qui précèdent élaguer de nombreux passages où la folie de la sujétion se traduit par des appels à la luxure la plus effrénée. Ceux que nous avons conservés disent assez le ton général de cette correspondance et sont la démonstration vivante du masochisme lui-même par un homme qui en est atteint. Quant à cette relation, dont nous avons parlé, existant entre l'amour religieux et la passion qui nous occupe

en ce moment, relation qui apparait surtout
dans ce goût qui leur est commun de la souffrance physique, qu'il nous soit permis de nous
référer, pour l'éclairer d'un jour tout particulier,
à cette page si claire et si explicite de Krafft-
Ebing (Psychopathia Sexualis) :

"La notion la plus primitive de la religion,
c'est le sentiment de la dépendance."

. . . .

Pour le sens sexuel, c'est l'amour, l'espoir
d'une félicité sans bornes, qui est l'élément
primaire. En second lieu apparait le sentiment
de la dépendance. Ce sentiment existe en germe
chez les deux êtres ; pourtant il est plus développé
chez la femme, étant donnés la position sociale
de cette dernière et son rôle passif dans la
procréation ; par exception, il peut prévaloir
chez des hommes dont le caractère psychique
tend vers le féminisme.

Dans le domaine religieux aussi bien que
dans le domaine sexuel, l'amour est mystique
et transcendental. Dans l'amour sexuel. on n'a
pas conscience du vrai but de l'instinct la pro-
pagation de la race, et la force de l'impulsion
est si puissante qu'on ne saurait l'expliquer
par une connaissance nette de la satisfaction.

Dans le domaine religieux le bonheur désiré et l'être aimé sont d'une nature telle qu'on ne peut pas en avoir une conception empirique. Ces deux états d'âme ouvrent donc à l'imagination le champ le plus vaste. Tous les deux ont un objet illimité : le bonheur, tel que le mirage de l'instinct sexuel le présente, parait incomparable et incommensurable à côté de toutes les autres sensations de plaisir ; on peut en dire autant des félicités promises par la foi religieuse et qu'on se représente comme infinies en temps et en égalité.

L'infini étant commun aux deux états d'âme que nous venons de décrire, il s'en suit que ces deux sentiments se développent avec une puissance irrésistible et renversent tous les obstacles qui s'opposent à leur manifestation. Leur similitude en ce qui concerne la nature inconcevable de leur objet, fait que ces deux états d'âme sont susceptibles de passer à l'état d'une vague extase où la vivacité du sentiment l'emporte sur la netteté et la stabilité des idées. Dans le délire, l'espoir d'un bonheur inconcevable ainsi que le besoin d'une soumission illimitée jouent un rôle également important.

*
* *

Il nous reste à parler des libertins affaiblis et impuissants et ici encore nous croyons qu'une distinction peut être établie.

Sans qu'il y ait faiblesse ou impuissance, des hommes et des femmes d'une sensualité très grande peuvent très bien avoir recours comme adjuvant sinon à la souffrance, du moins à la gêne pendant l'acte sensuel. Ces hommes et ces femmes peuvent être sur la pente de l'anormal mais il n'est pas prouvé que tous la descendent.

Rien de plus bizarre d'ailleurs, et, disons-le, de plus anormal que de vouloir ranger sous la même rubrique toutes les manifestations étranges de l'instinct sexuel et de les classer toutes sous des noms divers avec la même étiquette d'*aberrations*.

C'est ce besoin d'une jouissance plus âpre et pimentée d'un peu de douleur que le poète Emile Goudeau a si bien rendu dans ce curieux sonnet des *Poèmes ironiques* :

SUR LE PARQUET.

Ce n'est plus dans l'alcôve ! et le lit est trop mou ;
Il nous faut le parquet maintenant ; c'est la couche
Où la chair jouit mieux de la chair qui la touche.
Là le plaisir meurtri prend un sauvage goût.

Ce n'est plus le baiser d'amour, c'est le cri fou.
La bouche qui veut mordre et qui mord l'autre bouche,
Et des rugissements de lionne farouche,
Et des sursauts des nerfs à mourir sur le coup.

Oh, va, je t'aime ainsi, pâle luxurieuse,
J'aime te voir bondir, féroce et désireuse,
Quand tu livres tes flancs à la rage du soir.

Si nous sommes blessés, qu'importent les blessures?
En souvenir joyeux plein de joyeux espoir,
J'emporte sur ma lèvre et garde tes morsures.

De tels amants peuvent goûter l'extase suprême sans qu'ils aient besoin d'appeler la souffrance à leur aide. L'irritation mécanique dont parle Krafft-Ebing n'intervient pas ici comme principal agent de la sensation. *La douleur est le point extrême atteint par ces furieux du désir dans leur course échevelée sur les traces du plaisir.*

Ils ne la reconnaissent pas pour l'idéal rêvé, mais ils ne reculent pas devant elle. C'est la lie du philtre enchanteur qui n'a pu leur donner l'ivresse, mais ils la savourent quand même, espérant y trouver ce qu'ils attendent, jamais desabusés.

Il sonne toujours une heure avec ces hennissements des cœurs lascifs dont parle Bossuet.

Il sonne toujours une heure dans la vie de Don Juan où nul plus que lui ne ressemble à un ascète.

La dernière catégorie est celle des affaiblis ou des impuissants. Que ce soit par débilité organique, congénitale ou acquise, ceux-là ont besoin pour leurs nerfs émoussés de l'aiguillon de la souffrance corporelle. Celle-ci est le point de départ, l'agent de la sensation ; chez les précédents, elle est le point d'arrivée.

Ayant donc examiné les divers cas où la flagellation est usitée dans un but immédiat ou lointain de luxure, nous arrivons maintenant à ceux où elle s'administre comme châtiment, dans la famille, à l'école, dans les prisons.

C'est ici le point délicat, celui où la question posée au début de ces pages revient impérieusement se placer : doit-on ou ne doit-on pas fouetter les enfants ?

Si l'on veut bien reconnaître que la flagellation exerce, dans bien des cas, une influence irritante sur les nerfs de cette partie du corps où elle est le plus souvent appliquée, — l'expérience et les faits relatés en témoignent -- on ne pourra que répondre par la négative. Le passage si souvent cité des *Confessions* de Jean—Jacques où le

philosophe raconte l'émotion d'un ordre tout
particulier que lui cause la correction de
Mlle Lambercier, peut venir à l'appui des arguments invoqués par les adversaires de la verge.

Nous ne disons point que le danger soit à
craindre de tendances sadiques chez les parents,
bien que des cas trop fréquents se présentent
où de graves sévices et de cruelles tortures
infligés à des enfants témoignent du peu d'influence de la fameuse "voix du sang" sur certaines natures perverses.

Mais le danger le plus réel, c'est le réveil
possible chez l'enfant d'une tendance congénitale
au masochisme ou, ce qui est au moins aussi
grave, la création d'une perversité acquise :
onanisme ou autre.

Ce danger est à craindre aussi bien à propos
de la fustigation donnée dans la famille ou à
l'école, que ce soit en secret ou publiquement.
Dans ce dernier cas, l'esprit d'imitation, si
puissant quand il s'agit du mal, suscite chez
les élèves présents, chez certains du moins et ne
serait-ce que chez un seul, le fait ne serait pas
moins regrettable, le désir de renouveler à leur
profit la scène dont ils sont témoins. Rappelons
ce cas, dans une lettre insérée plus haut, d'une

jeune fille éprouvant un plaisir intense à fouetter sur ses genoux un petit garçon joufflu et potelé.

On le voit, l'expression de châtiment maintenant si éloignée de son sens primitif : *rendre chaste* l'est encore bien davantage quand il s'agit de la peine du fouet.

Pour les prisons, la question est différente, mais est moins facile à trancher. La flagellation n'est pas du reste seule en cause et tous les châtiments corporels quelqu'ils soient peuvent susciter de semblables discussions. Leur efficacité douteuse a servi de prétexte à des récriminations qui paraissent justifiées et, officiellement du moins, la plupart des nations civilisées les ont aboli. Nous disons : *officiellement* car, en réalité, bien des crimes se commettent encore entre les quatre murs des prisons européennes, avec autant de férocité que jadis et davantage d'hypocrisie.

LA FLAGELLATION DANS L'ART.

Pour donner un attrait de plus à la documentation très étendue et très sérieuse du présent ouvrage, nous nous étions proposé de publier un long article sur *La Flagellation dans l'Art*.

Nous nous étions assuré pour la rédaction de cet article le concours d'un amateur distingué, remarquable écrivain dont nous sommes obligés de taire le nom et qui se livrait à des recherches fort intéressantes sur ce sujet quand la mort vint, il y a quelques semaines, le surprendre en plein travail.

Peu de jours avant sa mort — il succomba à une fièvre cérébrale qui l'emporta rapidement — il était venu nous montrer quelques-unes des notes amassées par lui et nous nous flattions après en avoir pris connaissance de donner, grâce à lui, à nos lecteurs un chef-d'œuvre d'humour et d'érudition.

La nouvelle de sa mort nous parvint au moment où nous corrigions les épreuves des premières feuilles. Il ne nous restait donc qu'un espoir: recueillir si possible les notes qu'il avait pu laisser et les publier telles quelles, sa plume habile imprimant à la moindre de ses productions un cachet d'élégance définitive.

Malheureusement, nous eûmes la douleur d'apprendre par sa veuve, en réponse à la demande que nous lui fîmes de ces documents, qu'elle avait crû devoir les livrer au feu, sur l'avis de son directeur de conscience.

Nous regrettons bien vivement cette singulière détermination qui prive nos lecteurs d'un délassement intellectuel et notre livre d'un hors-d'œuvre des plus délicats.

Nous avons donc crû nécessaire de compléter l'ouvrage en y ajoutant d'autres documents très intéressants et d'un intérêt qui ne le cède en rien à celui de l'article perdu et nous avons confiance que ces additions diminuerons les regrets que cette perte eut pu causer.

FIN.

TABLE DES MATIÈRES.

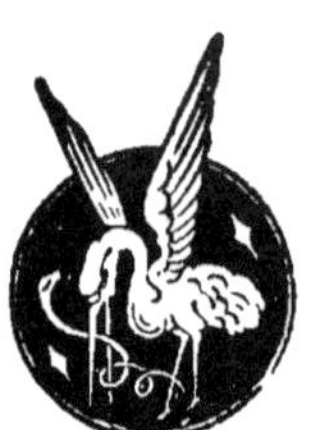